Informatorium voor Voeding en Diëtetiek

Majorie Former • Gerdie van Asseldonk
Jacqueline Drenth • Caroelien Schuurman
(Redactie)

Informatorium voor Voeding en Diëtetiek

Dieetleer en Voedingsleer
– Supplement 99 – augustus 2018

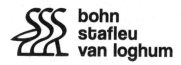

bohn
stafleu
van loghum

Houten 2018

Redactie

Majorie Former
Nutritext, Almere, Nederland

Jacqueline Drenth
Groningen, Nederland

Gerdie van Asseldonk
Delft, Nederland

Caroelien Schuurman
Den Hoorn, Nederland

ISBN 978-90-368-2164-3   ISBN 978-90-368-2165-0 (eBook)
https://doi.org/10.1007/978-90-368-2165-0

NUR 893
Basisontwerp omslag: Studio Bassa, Culemborg
Automatische opmaak: Scientific Publishing Services (P) Ltd., Chennai, India

Bohn Stafleu van Loghum
Walmolen 1
Postbus 246
3990 GA Houten

www.bsl.nl

Voorwoord bij supplement 99

Augustus 2018

Voor dit supplement hebben wij vijf interessante bijdragen van auteurs ontvangen. Het is een dik supplement, waarmee u uw voordeel kunt doen. Hieronder vindt u een overzicht van de hoofdstukken die zijn geactualiseerd:

In het deel Voedingsleer

1. *Voeding van het gezonde jonge kind (0–4 jaar)* door ir. B.S. Glas

    In dit hoofdstuk worden de huidige richtlijnen voor een gezonde voeding voor kinderen van 0 tot 4 jaar besproken. Centraal staat een rationele benadering van de voeding van het gezonde jonge kind. Zeker gedurende de eerste zes levensmaanden verdient borstvoeding de voorkeur boven flesvoeding. Het geven van vitaminesuppletie en de eerste bijvoeding, voedselovergevoeligheid en ook andere 'voedingsproblemen' worden besproken.

In het deel Dieetleer

1. *Eetstoornissen* door drs. L. Libbers

    Eetstoornissen, zoals anorexia nervosa, boulimia nervosa en de eetbuistoornis, zijn ernstige psychiatrische aandoeningen. Diverse factoren spelen een rol bij het ontstaan. Bij anorexia nervosa staat de angst om in gewicht aan te komen centraal. Behandeling (motivering, voedingstherapie, cognitieve gedragstherapie) wordt bemoeilijkt doordat de patiënten (de ernst van) de ziekte ontkennen. Bij boulimia nervosa worden eetbuien gevolgd door compensatiegedrag, meestal braken of laxeren. Naast cognitieve gedragstherapie kan medicatie van waarde zijn. De diëtist speelt in de behandeling een belangrijke rol. Het opbouwen van een goede werkrelatie met de patiënt is daarbij cruciaal.

2. *Eetstoornissen bij jonge kinderen* door L. Veenje Smits en N.A.M. Wiersma

    Circa 25–40 % van de jonge kinderen in Nederland heeft op een bepaald moment in het leven problemen met eten. Meestal zijn de problemen van voorbijgaande aard, maar bij sommige kinderen kan sprake zijn van een ernstige eetstoornis. Ieder kind is uniek en verdient bij de behandeling van de eetstoornis zorg op maat. Dankzij goede diagnostiek door verschillende paramedici samen kan dit in de praktijk gerealiseerd worden. De behandeling door de kinderdiëtist vraagt zowel vakkennis als creativiteit en vermogen tot verbinding maken met ouders en kind.

3. *Voeding bij kinderen met leveraandoeningen* door dr. T.G.J. de Meij, dr. C.M.F. Kneepkens, A.M. Stok-Akerboom en dr. ir. G.H. Hofsteenge

Dit hoofdstuk bespreekt de prevalentie, pathofysiologie, klinische verschijnselen en behandeling van leveraandoeningen bij kinderen. Onafhankelijk van de oorzaak van de leverpathologie richt de behandeling zich vrijwel steeds voornamelijk op de gevolgen van twee aspecten: verstoorde galafvloed (cholestase) en verbindweefseling (cirrose). Bij de behandeling wordt ingegaan op de medisch-therapeutische aspecten van leverpathologie bij kinderen, gevolgd door een bespreking van de dieetbehandeling.

4. *Voeding bij pancreasaandoeningen* door H.J. van der Linde-van Dijk en E.N. Brons

In dit hoofdstuk komen het voedingsbeleid bij acute pancreatitis, chronische pancreatitis en het pancreascarcinoom aan bod. De afgelopen jaren is er veel wetenschappelijk onderzoek verricht naar het voedingsbeleid bij pancreatitis en het pancreascarcinoom, waardoor er nieuwe inzichten zijn gevormd over het voedingsbeleid. De huidige voedingsadviezen zijn steeds meer evidence-based. Vooral het eerdere principe van pancreasrust is verlaten.

We hopen hiermee weer een mooi supplement samengesteld te hebben.

Met vriendelijke groet,
Majorie Former, hoofdredacteur

Inhoud

Hoofdstuk 1
Voeding van het gezonde jonge kind (0–4 jaar)

Augustus 2018

B.S. Glas

Samenvatting In dit hoofdstuk worden de huidige richtlijnen voor een gezonde voeding voor kinderen van 0 tot 4 jaar besproken. Uitgangspunten zijn de Nederlandse voedingsnormen en internationaal geaccepteerde normen. Er worden tabellen gegeven met de aanbevolen hoeveelheid of adequate inneming van voedingsstoffen. Centraal staat een rationele benadering van de voeding van het gezonde jonge kind. Er wordt beschreven waarom borstvoeding de voorkeur heeft boven flesvoeding. Het geven van vitaminesuppletie en de eerste bijvoeding worden toegelicht. Naast voedselovergevoeligheid worden voedingsproblemen besproken.

1.1 Inleiding

Ouders wordt geadviseerd voeding niet op te dringen, maar de signalen van het kind te leren herkennen. De stelregel is dat de ouder bepaalt WAT en WANNEER het kind eet en dat het kind bepaalt HOEVEEL het eet (Lanting et al. 2013, aanpassing 2017).

Binnen bepaalde grenzen is de behoefte aan voedingsstoffen voor ieder individu verschillend. Dit geldt ook voor het jonge kind, dat nog meer dan een volwassene afhankelijk is van een voor de leeftijd adequate en gevarieerde voeding. Dit is het meest uitgesproken bij de zuigeling, die in het eerste levensjaar zijn geboortegewicht verdrievoudigt. Individuele verschillen in metabolisme en groeisnelheid liggen ten grondslag aan een per kind variabele behoefte aan voedingsstoffen. Bij het samenstellen van zuigelingen- en kindervoeding dienen de aanbevolen dagelijkse

Dit betreft een herziening van het hoofdstuk uit 2007 van dr. J.J.M. Tolboom, kinderarts, UMC St Radboud

B.S. Glas (✉)
Brenda Glas, Consultancy in Kindervoeding, Bleiswijk, Nederland

© Bohn Stafleu van Loghum is een imprint van Springer Media B.V., onderdeel van Springer Nature 2018
M. Former et al. (Red.), *Informatorium voor Voeding en Diëtetiek*,
https://doi.org/10.1007/978-90-368-2165-0_1

hoeveelheden (ADH) voedingsstoffen voor het kind te worden gedekt om gezondheid en normale groei mogelijk te maken. Dit laatste is te zien aan een voldoende
toename in lengte, gewicht, skeletrijping en psychomotorische ontwikkeling.
Een adequate groei, goed humeur en voldoende activiteit zijn kenmerken van een
goede gezondheidstoestand. Schiet de voeding tekort, dan is dit het eerst te zien
aan een onvoldoende gewichtstoename en vervolgens aan een achterblijven in
lengtegroei.

Voor het verkrijgen of behouden van een goede voedingstoestand is adequaat
drink- en eetgedrag een eerste vereiste. Een goede zuig- en sliktechniek is even-
zeer belangrijk. Uitgangspunt voor dit hoofdstuk zijn de voor Nederland beschikbare (tijdelijke) voedingsnormen (https://www.gezondheidsraad.nl, geraadpleegd
17 oktober 2017), de *Richtlijnen goede voeding* 2015 (Gezondheidsraad 2015) en
de Schijf van Vijf (Voedingscentrum 2016) en is voor een deel gebaseerd op de
advisering conform de JGZ-richtlijn Voeding en eetgedrag (Lanting et al. 2013,
aanpassing 2017).

1.2 Voedingsbehoefte

In 2001 zijn de Nederlandse voedingsnormen voor een aantal micronutriënten en
energie, eiwitten, vetten en verteerbare koolhydraten herzien (Gezondheidsraad
2000, 2001, 2003). Deze voedingsnormen worden nu nog gehanteerd en door
de Gezondheidsraad geëvalueerd aan de voedingsnormen waaraan de Europese
Voedselveiligheid Autoriteit (EFSA) momenteel werkt. In de tussentijd worden de
normen van de Gezondheidsraad aangevuld met de normen van de Nordic Council
(2014) voor vitamine A, vitamine C, vitamine E, fosfor, magnesium, ijzer, zink,
koper, selenium, kalium en jodium, het Amerikaanse Institute of Medicine (IOM
2002) voor biotine en chroom of de EFSA (zodra beschikbaar voor biotine en
chroom).

1.2.1 Vocht

De behoefte aan vocht is bij een zuigeling relatief groter dan bij een ouder kind
en een volwassene. De dagelijkse inneming van water komt overeen met 10 tot
15 % van het lichaamsgewicht (volwassene 2–4 %). De waterbehoefte wordt
grotendeels bepaald door het metabolisme en door verliezen. Per 100 kcal
(419 kJ = 0,419 MJ) door het metabolisme geproduceerde energie gaat circa
125 ml water verloren: 15 ml via de longen, 40 ml via de huid, 5 ml met de ontlasting en 65 ml met de urine. De nier heeft een belangrijke regulerende werking
door middel van variatie van het urinevolume en de osmolariteit van de urine.

Tabel 1.1 Vochtbehoefte.
Bron: Joosten (2017)

leeftijd	gewicht	vochtbehoefte
0–3 maanden	–	150x gewicht in kg
4–6 maanden	–	130x gewicht in kg
7–9 maanden	–	120x gewicht in kg
10–12 maanden	–	110x gewicht in kg
> 1 jaar	< 10 kg	100x gewicht in kg
	11–20 kg	1.000 + 50x (gewicht in kg − 10)
	> 20 kg	1.500 + 20x (gewicht in kg − 20)

Bij de jonge zuigeling is de waterbehoefte relatief het hoogst door de ongunstige verhouding tussen lichaamsoppervlak en volume. Tot de leeftijd van circa 6 maanden kan borstvoeding de waterbehoefte volledig dekken. Dat geldt ook voor flesvoeding, als hierbij als vuistregel voor het eerste halfjaar voor de benodigde hoeveelheid voeding wordt genomen een hoeveelheid voeding van 150 ml per kilogram lichaamsgewicht (Lanting et al. 2013, aanpassing 2017). Voor de berekening van de dagelijkse vochtbehoefte wordt uitgegaan van de leeftijd van het kind en het lichaamsgewicht (tab. 1.1).

1.2.2 Energie

Er zijn aanzienlijke verschillen tussen de verschillende leeftijdsgroepen wat betreft de energiebehoefte, veroorzaakt door verschil in lichaamsgroei en lichamelijke activiteit. De gemiddelde energiebehoefte per kg lichaamsgewicht per dag daalt na de eerste twee levensmaanden van bijna 95 kcal (circa 0,39 MJ) naar 90 kcal (circa 0,35 MJ) en neemt daarna weer iets toe om de toegenomen lichamelijke activiteit te dekken.

Voor groei is overigens ook energie nodig, namelijk voor synthese en de opslag van eiwit en vet. De eerste drie levensmaanden stijgt het percentage lichaamsvet van de zuigeling van 15 naar 24 %. Het percentage lichaamseiwit daalt met circa 1 %. Vanaf de leeftijd van 3 maanden neemt het percentage lichaamsvet nog verder toe naar 26 % en het percentage eiwit blijft gelijk. Tijdens de eerste twee levensmaanden bedraagt de energie-inname die nodig is voor groei circa 24 kcal (0,10 MJ) per kg lichaamsgewicht per dag: dit is circa 26 % van de totale energiebehoefte. Op 2-jarige leeftijd is de groeisnelheid veel lager en vraagt groei slechts 1 % van de totaal benodigde energie (Gezondheidsraad 2001).

1.2.3 Eiwit

De eiwitbehoefte wordt mede bepaald door de eiwitkwaliteit: de hoeveelheid aan essentiële en niet-essentiële aminozuren. Kinderen hebben daarbovenop extra eiwit nodig voor weefselgroei. Gedurende de eerste levensmaanden is de groeisnelheid het hoogst: aanvankelijk gemiddeld 4 gram per kg lichaamsgewicht per dag. Bij de bepaling van de eiwitbehoefte voor zuigelingen jonger dan 6 maanden is men ervan uitgegaan dat moedermelk de optimale voeding is, hoewel de eiwitconcentratie in moedermelk kan wisselen van dag tot dag, binnen een voeding (voor- en achtermelk) en het volume wat gedronken wordt op een dag. De gemiddelde eiwitinneming voor met moedermelk gevoede zuigelingen tot 6 maanden is 1,2 gram per kilogram per dag (Gezondheidsraad 2001).

De hoeveelheid eiwit in flesvoeding ligt gemiddeld hoger dan in moedermelk. In het verleden lag het eiwitgehalte nog hoger vanwege de mogelijke suboptimale eiwitkwaliteit van flesvoeding en omdat zuigelingen de inname minder goed zelf konden reguleren. De laatste jaren is het eiwitgehalte in flesvoeding geleidelijk gedaald. In tab. 1.2 staan de aanbevolen hoeveelheden eiwit weergegeven, bedoeld voor flesgevoede zuigelingen. Per kilogram lichaamsgewicht is de aanbevolen inname van de leeftijd 0–2 maanden 1,8 gram en voor de leeftijd van 3–5 maanden 1,4 gram (Gezondheidsraad 2001).

In de westerse landen krijgen kinderen over het algemeen ruim voldoende eiwit binnen. Het wordt steeds duidelijker dat een hoge eiwitinname gedurende de zuigelingen- en peuterleeftijd de kans op obesitas doet toenemen (Akker 2017).

1.2.4 Vet

Uitgaande van de Nederlandse voedingsnormen is de adequate inneming (AI) van vet voor zuigelingen gedurende de eerste zes maanden 45 tot 50 energieprocent (en%) en voor de volgende zes maanden 40 energieprocent (Gezondheidsraad 2001).

Voor alle kinderen van 1 tot 3 en van 4 tot 8 jaar wordt respectievelijk 25 tot 40 energieprocent en 20 tot 40 energieprocent aanbevolen indien er geen sprake is van overgewicht. Indien dit wel het geval is, wordt 20 tot 30/35 energieprocent aanbevolen (tab. 1.2). De AI van essentiële vetzuren (o.a. linolzuur en alfalinoleenzuur) ligt bij kinderen ouder dan 6 maanden op respectievelijk 2 en 1 energieprocent (tab. 1.2). Daarbij is het advies om de inname van verzadigd vet zoveel mogelijk te vervangen door onverzadigd vet tot een maximale inname van 10 energieprocent verzadigd vet op de leeftijd van 4 jaar. De inname van transvetten door zuigelingen en kinderen dient beperkt te worden tot maximaal 1 energieprocent. De inname van transvetten is de laatste jaren gedaald, doordat producten minder transvetten bevatten. De huidige inname van transvet voldoet aan de aanbeveling (Gezondheidsraad 2015). Vooral bij jonge kinderen kan een lage vetinname ook gepaard gaan met een lage energie-inname, wat tot ondervoeding en groeistoornissen kan leiden (Waardenburg 2017).

Tabel 1.2 Voedingsnormen voor kinderen van 0 tot 8 jaar voor energie, eiwitten, vetten en verteerbare koolhydraten, uitgedrukt als gemiddelde behoefte (GB), aanbevolen hoeveelheid (AH), adequate inneming (AI) en aanvaardbare bovengrens (AB) van inneming. Bronnen: Gezondheidsraad (2000, 2001, 2006)

voedingsstof	eenheid	voedingsnorm	0–2 mnd		3–5 mnd		6–11 mnd		1–3 jaar		4–8 jaar	
			m	v	m	v	m	v	m	v	m	v
energie	MJ/kg/dag[a]	GB	0,39	0,39	0,35	0,35	0,35	0,35	–	–	–	–
	MJ/dag	GB	–	–	–	–	–	–	5,0	4,7	7,2	6,5
eiwitten	g/dag	AH[c]	9	8	10	9	10	10	14	13	22	21
	en%	AH	8	8	7	6	6	6	5	5	5	5
	en%	AB	10	10	10	10	15	15	20	20	25	25
vetten	en%	AI	45–50	45–50	45–50	45–50	40	40	25–40	25–40	20–40[b]	20–40[b]
linolzuur	g/kg/dag	AI	0,6	0,6	0,6	0,6	–	–	–	–	–	–
	en%	AI	–	–	–	–	–	–	–	–	–	–
	en%	AB	?		?		2	2	2	2	2	2
alfalinoleenzuur	g/kg/dag	AI	0,08	0,08	0,08	0,08	–	–	–	–	–	–
	en%	AI	–	–	–	–	–	–	–	–	–	–
	en%	AB	?		?		1	1	1	1	1	1
docosahexaeenzuur	g/kg/dag	AI	0,02	0,02	0,02	0,02	–	–	–	–	–	–
n-3-vetzuren uit vis	g/kg/dag	AI	0,02	0,02	0,02	0,02						
	g/dag						0,15–0,2	0,15–0,2	0,15–0,2	0,15–0,2	0,15–0,2	0,15–0,2
arachidonzuur	g/kg/dag	AI	0,04	0,04	0,04	0,04	–	–	–	–	–	–
meervoudig onverzadigde vetzuren	en%	AB	–	–	–	–	12	12	12	12	12	12
enkelvoudig en meervoudig onverzadigde vetzuren	en%	AI	–	–	–	–	–	–	–	–	8–38[c]	8–38[c]

Tabel 1.2 Voedingsnormen voor kinderen van 0 tot 8 jaar voor energie, eiwitten, vetten en verteerbare koolhydraten, uitgedrukt als gemiddelde behoefte (GB), aanbevolen hoeveelheid (AH), adequate inneming (AI) en aanvaardbare bovengrens (AB) van inneming. Bronnen: Gezondheidsraad (2000, 2001, 2006) (vervolg)

voedingsstof	eenheid	voedingsnorm	0–2 mnd		3–5 mnd		6–11 mnd		1–3 jaar		4–8 jaar	
			m	v	m	v	m	v	m	v	m	v
verzadigde vetzuren	en%	AI	25	25	25	25	–	–	–	–	z.l.m.[d]	z.l.m.[d]
		AB					<20	<20	<15	<15	<10	<10
transvetzuren	en%	AI	–	–	–	–	–	–	z.l.m.[d]	z.l.m.[d]	z.l.m.[d]	z.l.m.[d]
		AB									<1	<1
koolhydraten	g/kg/dag	AI	10	10	10	10	–	–	–	–	–	–
	en%	AH					50	50	45	45	45	45
voedingsvezels	g/MJ								2,8	2,8	3,0	3,0

a 1 MJ = 1.000 kJ = 1:4,19 kcal.
b Bij wenselijk lichaamsgewicht 20–40 en%; bij overgewicht 20–30/35 en%.
c Bij wenselijk lichaamsgewicht 8–38 en%; bij overgewicht of ongewenste gewichtstoename 8–28/33 en%.
d zo laag mogelijk.

1.2.5 Koolhydraten

De aanbevolen hoeveelheid voor koolhydraten is voor zuigelingen van 0 tot 5 maanden gebaseerd op de gemiddelde inneming via de moedermelk bij volledige borstvoeding. De adequate inneming van koolhydraten voor deze groep is 10 gram per kilogram lichaamsgewicht per dag. Het speeksel van een zuigeling bevat kort na de geboorte nauwelijks amylase. Daarom is zetmeel een ongeschikte voedingsstof tot de leeftijd van 3 à 4 maanden (Gezondheidsraad 2001). Een bepaalde hoeveelheid koolhydraten in de voeding is nodig om de afbraak van eiwit tegen te gaan. Vanaf de leeftijd van 6 maanden is de aanbevolen hoeveelheid gebaseerd op de endogene glucoseproductie. Voor alle kinderen van 6 t/m 11 maanden en 1 t/m 3 jaar wordt respectievelijk 50 energieprocent en 45 energieprocent koolhydraten aanbevolen.

De inname van koolhydraten is van invloed op de mondgezondheid en kan leiden tot het ontstaan van cariës. Of blootstelling leidt tot cariës is afhankelijk van de frequentie van inneming van koolhydraten en de mondverzorging: goede fluoridevoorziening, mondhygiëne en een beperkt aantal eet- en drinkmomenten. Geadviseerd wordt om dagelijks maximaal zeven eet- en/of drinkmomenten te hanteren en een eet- en drinkmoment te combineren, omdat in dranken vaak ook veel suiker en zuur zit (Lanting et al. 2013, aanpassing 2017). Specifieke aandacht verdient de preventie van zuigflescariës ten gevolge van het frequent gebruik van een zuigfles met koolhydraathoudende drank door jonge kinderen (Gezondheidsraad 2001).

1.2.6 Micronutriënten

Moedermelk dekt gedurende het eerste halfjaar de behoefte aan vrijwel alle voor groei en metabolisme noodzakelijke voedingsstoffen, behalve die aan vitamine D (in koude en gematigde klimaatzones) en vitamine K (tab. 1.3 en 1.4). De thans voor Nederland beschikbare voedingsnormen voor micronutriënten (Voedingsnormen Gezondheidsraad uitgebracht vanaf 2000) staan in tab. 1.3. Waar geen Nederlandse voedingsnormen beschikbaar zijn, worden de normen van het IOM (tab. 1.3) of de Nordic Council (tab. 1.4) genoemd (Gezondheidsraad 2000, 2001, 2003, 2005, 2012; IOM 2002; Nordic Council of Ministers 2014). Bij een gezond voedingspatroon zijn geen andere vitamine- en mineralensupplementen nodig dan vitamine K (alleen bij borstvoeding gedurende de eerste drie maanden; zie hierna 'Vitamine K') en vitamine D. De behoefte aan vitamine K, D en ijzer worden nader toegelicht.

Tabel 1.3 Voor Nederland beschikbare voedingsnormen voor de belangrijkste micronutriënten voor de leeftijd van 0 tot 8 jaar. (Bronnen: Voedingsnormen Gezondheidsraad uitgebracht vanaf 2000 en voedingsnormen van het IOM)

voedingsstof	eenheid	voedingsnorm	0–5 mnd	6–11 mnd	1–3 jaar	4–8 jaar
vitamine D	μg/dag	DB[1]	10	10	10	10
		AB[2]	25	25	50	50
vitamine K	μg/dag	AI[3]	2,0 (0–6 mnd)	2,5 (7–12 mnd)	30	55
thiamine (vitamine B1)	mg/dag	ADH[4]	–	–	–	–
		AI	0,2	0,2	0,3	0,5
		AB	?	?	?	?
riboflavine (vitamine B2)	mg/dag	ADH	–	–	–	–
		AI	0,4	0,4	0,5	0,7
		AB	?	?	?	?
niacine (vitamine B3)	mg NE[5]/ dag	ADH	–	–	–	–
		AI	2	2	4	7
		AB	–	–	35	35
pyridoxine (vitamine B6)	mg/dag	ADH	–	–	–	–
		AI	0,12[6]	0,2	0,4	0,7
		AI	0,20[7]			
		AB	2	3	5	8,5
foliumzuur	μg/dag	ADH	–	–	–	–
		AI	50	60	85	150
		AB	85	130	200	350
cobalamine (vitamine B12)	μg/dag	ADH	–	–	–	–
		AI	0,4	0,5	0,7	1,3
		AB	–	–	–	–
panthoteenzuur	mg/dag	AI	2	2	2	3
		AB	?	?	?	?
biotine	μg/dag	AI	4	?	?	?
		AB	?	?	?	?
calcium	g/dag	AI	0,21	0,45	0,5	0,7
		AB	1,5	1,5	2,5	2,5

[1] dagelijkse behoefte.
[2] aanvaardbare bovengrens van inneming.
[3] adequate inneming.
[4] aanbevolen dagelijkse hoeveelheid.
[5] nicotinezuurequivalenten.
[6] Bij volledige borstvoeding 0,12 mg/dag.
[7] Bij flesvoeding in verband met het hogere eiwitgehalte 0,20 mg/dag.

1.2.6.1 Vitamine K

Bij de geboorte beschikken alle zuigelingen slechts over een marginale voorraad aan vitamine K. Deze wordt pas aangevuld in de loop van de eerste levensmaanden, aanvankelijk door vitamine K in de voeding of via suppletie, later door de aanmaak van vitamine K door de bacteriën in de dikke darm. Om zuigelingen

Tabel 1.4 Voor Nederland gehanteerde voedingsnormen voor de belangrijkste micronutriënten voor de leeftijd van 0 tot 5 jaar, waarvan door de Gezondheidsraad geen normen zijn uitgebracht vanaf 2000. Bron: Nordic Council of Ministers (2014)

voedingsstof	eenheid	voedingsnorm	6–11 maanden	1–2 jaar	3–5 jaar
vitamine A	mg RE/dag	ADH[1]	300	300	350
vitamine E	α-TE/dag	ADH	3	4	5
vitamine C	mg/dag	ADH	20	25	30
fosfor	mg/dag	ADH	420	470	470
magnesium	mg/dag	ADH	80	85	120
ijzer	mg/dag	ADH	8	8	8
zink	mg/dag	ADH	5	5	6
koper	mg/dag	ADH	0,3	0,3	0,4
seleen	μg/dag	ADH	15	20	25
jodium	μg/dag	ADH	50	70	90

[1] aanbevolen dagelijkse hoeveelheid.

voldoende te beschermen tegen vroege hemorragische ziekte van de pasgeborene is de toediening van vitamine K nodig. Alle à terme zuigelingen krijgen daarom direct na de geboorte 1 mg vitamine K oraal toegediend. Daarna wordt bij borstgevoede zuigelingen op dag 8 gestart met suppletie: dagelijks 150 microgram vitamine K tot de leeftijd van 13 weken. Bij de fles gevoede zuigeling is suppletie niet nodig, indien meer dan 500 ml van de dagelijkse voeding bestaat uit flesvoeding (Winter et al. 2011; Lanting et al. 2013, aanpassing 2017). In 2017 zijn door de Gezondheidsraad nieuwe adviezen uitgebracht over de profylaxe van vitamine K (Gezondheidsraad 2017). Totdat deze nieuwe adviezen geïmplementeerd gaan worden, gelden de hierboven beschreven adviezen.

1.2.6.2 Vitamine D

Vitamine D speelt een rol bij de calciumstofwisseling en is betrokken bij de absorptie van calcium uit de voeding en het vastleggen ervan in het skelet. Het kind is hiervoor afhankelijk van de blootstelling aan zonlicht (ultraviolet zet 7-dehydrocholesterol om in vitamine D) en de prenataal aangelegde voorraad. Verder zit vitamine D in de voeding en in supplementen.

Alle à terme geborenen hebben dagelijks suppletie nodig van vitamine D. Geadviseerd wordt 10 microgram/dag (400 IE) vanaf dag 8 tot de leeftijd van 4 jaar (Gezondheidsraad 2012). Dit suppletie-advies geldt voor zowel borst- als flesgevoede zuigelingen en is ongeacht huidskleur en/of blootstelling aan zonlicht.

1.2.6.3 IJzer

IJzer is voor jonge kinderen belangrijk voor de ontwikkeling van het denkvermogen en de spiercoördinatie. Verminderd functioneren van het geheugen of een verstoord leergedrag kan ontstaan bij een ijzergebrek. IJzer behoort tot de spoorelementen. Dit zijn elementen die minder dan 0,01 % van het lichaamsgewicht uitmaken. De belangrijkste hiervan zijn, in volgorde van belang: ijzer, zink, koper, fluoride, jodium en seleen.

Ondanks het relatief lage ijzergehalte van moedermelk (tab. 1.6) wordt door een goede ijzerresorptie en voldoende ijzervoorraden bij de à terme geborene in het eerste halfjaar vrijwel nooit ijzergebreksanemie gezien bij borstgevoede zuigelingen. Dit geldt niet voor prematuur en dysmatuur geborenen met beperkte ijzervoorraden.

Omdat de bij de geboorte meegegeven ijzervoorraden uitgeput raken, is voor de à terme geboren zuigeling vanaf de leeftijd van 6 maanden extra ijzer nodig naast de ijzerinname verkregen uit borst- of flesvoeding. Voor de ijzervoorziening is het van belang dat een deel van de melkvoeding vervangen gaat worden door ijzerrijke voedingsmiddelen als vlees, groente, aardappelen, brood en graanproducten.

Uit de resultaten van het landelijke Voedselconsumptieonderzoek blijkt dat bij 1- tot 4-jarigen de ijzerinneming met de voeding gemiddeld onder de aanbevolen hoeveelheden ligt (Breedveld en Hulshof 2003; Ocké et al. 2008). Uit onderzoek bij kinderen die het kinderdagverblijf bezoeken is de gemiddelde ijzerinname 6,3 mg in plaats van de aanbevolen 8 mg (Jong et al. 2015).

Binnen de huidige advisering van de richtlijnen in de Schijf van Vijf ligt de ijzerinname in de referentievoeding lager dan aanbevolen. Extra aandacht voor inname van ijzerrijke producten (zoals volkorenbrood in plaats van witbrood, rundvlees in plaats van varkensvlees) heeft de voorkeur boven gebruik van ijzerverrijkte producten (Voedingscentrum 2016).

Naast de hoeveelheid ijzer uit de voeding afkomstig, speelt ook de opname van ijzer een rol. Heemijzer (uit dierlijke producten) wordt beter opgenomen dan non-heemijzer (uit plantaardige producten). De opname van non-heemijzer wordt bevorderd in de aanwezigheid van vitamine C, door bijvoorbeeld bij elke maaltijd met producten rijk aan nog-heemijzer (zoals volkoren graanproducten) ook iets van groente en/of fruit aan te bieden.

1.3   Borstvoeding

Borstvoeding is gedurende het gehele eerste levensjaar de aangewezen voeding voor à terme geboren zuigelingen. Voor het slagen van de borstvoeding is het vroeg en frequent aanleggen van de zuigeling op de eerste levensdag belangrijk. Het slagen van borstvoeding hangt voor een niet onbelangrijk deel af van professionele ondersteuning vanuit de gezondheidszorg. Inmiddels beseffen vrijwel alle beroepsbeoefenaren in de gezondheidszorg dat borstvoeding de natuurlijke wijze van voeden is. Een verblijf in een ziekenhuis, ook al is het kortdurend zoals voor een poliklinische bevalling, kan echter een negatief effect op de borstvoeding hebben.

Bij de geboorte begint 80 % van de moeders met borstvoeding, terwijl na zes maanden nog slechts circa 39 % van de moeders uitsluitend borstvoeding geeft (Peeters et al. 2015). In vergelijking met een kleine tien jaar geleden is het aantal kinderen dat nog volledige borstvoeding krijgt op de leeftijd van 6 maanden gestegen. Het percentage lag voorheen op 25 % (TNO 2006). Tussen de 11–13 % van de zuigelingen krijgt op de leeftijd van 6 maanden een combinatie van borst- en flesvoeding. Thans zijn er zowel in veel ziekenhuizen als ook extramuraal lactatiekundigen werkzaam die niet alleen de moeder, maar ook verpleegkundigen, verloskundigen en artsen adviseren over de praktijk van borstvoeding. Het Baby Friendly Hospital Initiatief, initiatief van de World Health Organization en UNICEF, heeft vijf standaarden geformuleerd die bijdragen aan het slagen van borstvoeding (www.babyfriendlynederland.nl).

1.3.1 Epidemiologie van borstvoeding

Epidemiologisch onderzoek toont een significant lager risico voor een aantal acute en chronische ziekten bij kinderen die borstvoeding krijgen. Borstvoeding vermindert bij het kind de kans op onder andere otitis media (middenoorontsteking), luchtweginfecties en maagdarminfecties. Ook nadat de borstvoeding is gestopt, loopt dit positieve effect door. Borstvoeding heeft waarschijnlijk een beschermend effect op het ontstaan van overgewicht, astma en piepende ademhaling bij het kind en bij hun moeder op diabetes type II, reumatoïde artritis en verhoogde bloeddruk (Buijssen et al. 2015).

1.3.2 Samenstelling van moedermelk

De beschermende werking van borstvoeding wordt toegeschreven aan de aanwezigheid van immuunglobulinen (vooral secretoir IgA, maar ook IgG en IgM), lysozymen, lactoferrine en cellulaire componenten zoals macrofagen en lymfocyten die het immuunsysteem moduleren of een antimicrobiële werking hebben (Anten-Kools et al. 2011). De oligosachariden in moedermelk, die de groei van bifidobacterium-soorten stimuleren, dragen waarschijnlijk bij aan het in stand houden van een karakteristieke mircobioom, die bescherming zou bieden tegen het ontwikkelen van infecties, zoals gastro-enteritis en die de afweer zou kunnen versterken.

Ook voedingskundig gezien is moedermelk de aangewezen voedingsbron voor de zuigeling. Gedurende de eerste zes levensmaanden vertoont een uitsluitend borstgevoede zuigeling een goede groei. De groei wordt in Nederland gemonitord met de groeicurven van TNO, die zowel op borstgevoede als niet-borstgevoede zuigelingen zijn gebaseerd. Borstgevoede kinderen groeien de eerste drie tot vier levensmaanden sneller dan met volledige zuigelingenvoeding gevoede zuigelingen en daarna juist langzamer (NCJ Richtlijn borstvoeding 2015).

De samenstelling van moedermelk dekt de individuele behoefte van de zuigeling. Ongeveer 95 % van de koolhydraten in moedermelk bestaat uit lactose, 3 à 4 % is glucose en de rest zijn oligosachariden. Moedermelk bevat meervoudig onverzadigde vetzuren met lange ketens (LCP's), onder andere omega-3- en omega-6-vetzuren. De derivaten hiervan, zoals arachidon- en docosahexaeenzuur (AA en DHA), zijn mogelijk essentieel. De hoeveelheid AA en DHA in moedermelk is mede afhankelijk van de voedingsinname door de moeder. Relatief gezien bevat moedermelk weinig vitamines en mineralen, maar deze worden wel goed opgenomen. Ook het ijzergehalte is laag, maar voldoende omdat de opname van ijzer met 50 % hoog is. Het gehalte aan vitamine D en K in moedermelk is laag en zal (deels) moeten worden aangevuld (par. 1.2.6).

Ook in het tweede halfjaar van het leven blijft moedermelk een goede bron van voedingsstoffen, maar om de behoeften te dekken dient daarnaast bijvoeding te worden gegeven.

De gemiddelde dagelijkse productie van moedermelk aan vocht, energie en eiwit bij een groep Engelse moeders wordt weergegeven in tab. 1.5 en 1.6 toont de globale samenstelling van moedermelk, volledige zuigelingenvoeding, koemelk en opvolgmelk.

1.3.3   Voedingsadvies voor moeder

Stoffen, zoals milieuvreemde stoffen, medicijnen, drugs, nicotine en alcohol kunnen via de moedermelk de zuigeling bereiken. Deze stoffen kunnen schadelijk zijn voor het kind.

1.3.3.1   Milieuvreemde stoffen

Stoffen, zoals organische chloorverbindingen (bijvoorbeeld PCB's) en bestrijdingsmiddelen (bijvoorbeeld DDT en dioxines), worden niet of zeer moeilijk in de natuur afgebroken en worden gestapeld in menselijk vet. Bij de moeder wordt tijdens de lactatieperiode vet gemobiliseerd, waardoor deze stoffen samen met de moedermelk worden uitgescheiden. De laatste jaren is de milieuvervuiling in Nederland aangepakt. De hoeveelheid dioxines en PCB's is mede daardoor in moedermelk de afgelopen jaren gedaald met 50 % (LaKind 2007; Postma-Smeets en Stafleu 2016). Middels onderzoek is geen negatief effect van dioxines en PCB's

Tabel 1.5 Gemiddelde moedermelkproductie. Bron: WHO (1985)

maand	gemiddeld volume (ml/dag)	energiegehalte (kcal/dag)	eiwitgehalte[a] (g/dag)
0–1	719	503	8,6
1–2	795	556	9,5
2–3	848	594	10,2
3–6	822	575	9,9
6–12	600	420	7,2
12–24	550	385	6,6

[a] Uitgaande van een eiwitconcentratie in moedermelk van 1,2 g per 100 ml.

Tabel 1.6 De samenstelling van à terme moedermelk (Lafeber et al. 2012), volledige zuigelingenvoeding (www.heromedisch.nl; www.nutriciavoorprofessionals.nl, geraadpleegd april 2018), volle koemelk (Nevo-online, geraadpleegd oktober 2017) en opvolgmelk per 100 ml (www.heromedisch.nl; www.nutriciavoorprofessionals.nl, geraadpleegd april 2018)

	moedermelk (100 ml)	volledige zuigelingenvoeding[b] 100 ml	volle koemelk 100 ml	opvolgmelk[c] 100 ml
kcal (kJ)	68 (284)	66 (276)	62 (258)	68–70 (285–292)
eiwit (g)	1,0	1,3	3,3	1,4
caseïne: wei	4:6[a]	4:6 (6:8)	8:2	5:5/3:7
vet (g) *waarvan* DHA (mg) *waarvan* AA (mg)	4 $14 \pm 10,8$ $19,6 \pm 3,2$	3,4–3,5 6,9–10 6,9–11	3,4 0 0	2,9–3,0 2,8 2,8
koolhydraat (g)	7,0	7,2–7,3	4,5	8,6–9,5
lactose (g)	–	6,9–7,0	–	6,1–6,4
vitamine A (μg)	70	54	36	66–70
vitamine D (μg RE)	0	1,2	0	1,3–1,4
vitamine K (μg)	0	3,0–4,4	–	5–5,2
Ca (mg)	30	44–57	124	60–65
P (mg)	15	26–32	104	36
Na (mg)	20	16–17	42	24
K (mg)	50	60–68	63	74–82
Fe (mg)	0,1	0,4–0,5	0	1,0–1,2

[a] Variërend van 80:20 begin van de lactatie tot 50:50 eind van de lactatie.
– Wel aanwezig, niet vermeld.
[b] Gebaseerd op samenstelling Nutrilon Standaard 1 en Hero Baby Nutrasense Standaard 1.
[c] Gebaseerd op samenstelling Nutrilon Standaard 2 en Hero Baby Nutrasense Standaard 2.

in moedermelk aangetoond. Borstvoeding blijft, ook bij aanwezigheid van milieu-vreemde stoffen, vanwege de vele voordelen voor het kind de beste keuze.

1.3.3.2 Geneesmiddelen

Medicatiegebruik door de moeder is meestal geen reden om het kind borstvoeding te onthouden (Anten-Kools et al. 2011; NCJ-richtlijn Borstvoeding 2015). Wel is het belangrijk om na te gaan of het medicijn veilig te combineren is met het voe-den van het kind. Via het Teratologie Informatie Services (TIS), het kenniscentrum op het gebied van de mogelijke effecten van geneesmiddelengebruik en andere blootstellingen op de zwangerschap, het ongeboren kind en lactatieperiode (borst-voeding), is goede informatie verkrijgbaar (www.lareb.nl). Indien medicatie nood-zakelijk is, zijn preparaten aangewezen die geen schadelijke bijwerkingen voor de zuigeling hebben. Is dit laatste niet mogelijk, dan moeten de voordelen van borst-voeding afgewogen worden tegen de risico's voor de zuigeling. Aan ouders wordt geadviseerd hiervoor de arts te raadplegen (Postma-Smeets en Stafleu 2016).

1.3.3.3 Nicotine

Nicotine heeft een negatief effect op de moedermelkproductie doordat het 'het toe-schieten van de melk' beïnvloedt. Nicotine wordt bovendien met de moedermelk uitgescheiden. Voldoende reden(en) om niet te roken.

1.3.3.4 Alcohol

Alcohol komt in de moedermelk terecht. Het drinken van één tot twee standaard horecaglazen alcoholhoudende drank door de moeder blijkt de volgende drie uur te leiden tot vermindering van de moedermelkproductie. Bij de zuigeling leidt dit tot een verstoring van het normale slaap-waakritme. Onderzoek naar een moge-lijk effect van alcoholconsumptie tijdens de lactatie op de psychomotorische ont-wikkeling van het kind is schaars, met nog wisselende resultaten. Consumptie van lagere hoeveelheden zijn niet onderzocht. Een veilige ondergrens voor inname van alcoholhoudende consumptie is daarom niet bekend.

Het advies is om geen alcohol te gebruiken tijdens de lactatie. Indien moeder toch een glaasje alcohol heeft gebruikt, wordt geadviseerd om gedurende drie uur geen borstvoeding te geven of het kind eerder afgekolfde moedermelk te geven. Bij elk extra gedronken standaard horecaglas alcoholhoudende drank wordt uitge-gaan van drie uur extra (Gezondheidsraad 2005).

1.3.4 Contra-indicaties voor het geven van borstvoeding

Slechts in enkele bijzondere situaties is borstvoeding niet aangewezen. Daarbij worden ziekten bij de zuigeling en ziekten bij de moeder onderscheiden.

Bij de zuigeling

aangeboren stofwisselingsziekten, zoals galactosemie, fenylketonurie. Bij aangeboren anatomische afwijkingen, zoals cheilognathopalatoschisis (lip-, kaak-, verhemeltespleet) kan afgekolfde moedermelk met een speciale speen worden gegeven.

Bij de moeder

psychose, ernstige ziekte, verslaving en HIV-infectie. Twintig tot vijftig procent van de kinderen raakt besmet tijdens de zwangerschap en bevalling, maar HIV kan ook door de moedermelk worden overgedragen. Afgekolfde moedermelk kan na pasteurisatie wel worden gegeven (NCJ Richtlijn borstvoeding 2015).

Hepatitis B van de moeder vormt geen contra-indicatie; wel is hiertegen passieve en actieve immunisatie van de zuigeling vereist.

1.4 Flesvoeding

1.4.1 Volledige zuigelingenvoeding

Indien borstvoeding niet mogelijk of wenselijk is, kan volledige zuigelingenvoeding in de vorm van flesvoeding ter vervanging worden gebruikt. De samenstelling van moedermelk wordt als uitgangspunt genomen voor die van flesvoeding. Koemelk is als zuigelingenvoeding niet geschikt, onder andere door het relatief hoge eiwit en natriumgehalte en het niet toereikend zijn ten aanzien van micronutriënten (tab. 1.6).

De samenstelling van volledige zuigelingenvoeding voldoet aan kwaliteitsnormen die zijn vastgelegd in de Warenwetregeling zuigelingenvoeding. De voedingswaarde van deze voeding is gebaseerd op die van moedermelk. De voeding bevat voldoende vitamine K bij inname van meer dan 500 ml per dag. Er wordt onderscheid gemaakt in zuigelingenvoeding en opvolgmelk. Bij volledige zuigelingenvoeding is het uitgangspunt dat de behoefte aan voedingsstoffen gedurende de eerste zes levensmaanden volledig wordt gedekt. Opvolgmelk bevat een aangepaste samenstelling voor het tweede levenshalfjaar, waarin bijvoeding ook een onderdeel van de voedingsinname wordt.

In aanvulling op de wettelijk voorgeschreven samenstelling ten aanzien van macro- en minimale toevoeging van micronutriënten worden er aan flesvoeding vaak nog andere functionele bestanddelen toegevoegd. Van deze, vaak ook in

moedermelk voorkomende bestanddelen, wordt verondersteld dat ze specifieke
gezondheidbevorderende eigenschappen hebben. De wetenschappelijke onderbouwing voor dergelijke claims vraagt veel onderzoek en is nog beperkt (Lanting
et al. 2013, aanpassing 2017).

1.4.1.1 Behoefte aan zuigelingenvoeding

Vanaf de leeftijd van 1 maand willen de meeste kinderen ongeveer zes voedingen
per dag. Ieder kind ontwikkelt een eigen ritme; er zijn kinderen die minder vaak
drinken en andere juist vaker. De hoeveelheid voeding kan daarnaast ook per dag
verschillen. Advies op maat is belangrijk aangezien de hoeveelheid per kind kan
verschillen en mede afhankelijk is van de groei. Gemiddeld komt dit overeen met
verspreid over dag zes tot acht voedingen aan te bieden met tussenpozen van tel-
kens drie à vier uur. Bij voorkeur wordt in elk geval de eerste zes weken nog een
nachtvoeding aangeboden. Als vuistregel voor de hoeveelheid voeding gedurende
het eerste halfjaar wordt een hoeveelheid van 150 ml per kilogram lichaamsgewicht geadviseerd (Lanting et al. 2013, aanpassing 2017).

1.4.2 Opvolgmelk

Na zes maanden levert volledige zuigelingenvoeding alléén niet meer voldoende
energie en voedingsstoffen om in de behoefte van de zuigeling te voorzien. De bij
de geboorte meegekregen lichaamsvoorraad ijzer raakt uitgeput. In de loop van het
eerste levensjaar wordt daarom geleidelijk overgegaan van volledige melkvoeding
op een meer gevarieerde voeding, bestaande uit melk- en bijvoeding.

De hoeveelheid flesvoeding wordt dan geleidelijk minder. Volledige zuigelingenvoeding als melkvoeding is dan niet meer toereikend en wordt vervangen
door een opvolgmelk. Opvolgmelk bevat onder andere meer calcium en ijzer
(tab. 1.6) dan volledige zuigelingenvoeding. De samenstelling valt tevens onder de
Warenwetregeling zuigelingenvoeding. Koemelk is nog niet geschikt, omdat het
geen ijzer bevat en een hoger gehalte heeft aan eiwit en natrium (tab. 1.6).

1.4.3 Groeimelk

Na de leeftijd van 1 jaar wordt opvolgmelk vervangen door gewone (halfvolle)
melk als onderdeel van een volwaardige peutervoeding. Inname van 300 ml zuivel
is toereikend. Ook is voor kinderen vanaf de leeftijd van 1 jaar speciale groeimelk
of peutermelk verkrijgbaar. De samenstelling hiervan is gebaseerd op de waren-
wettelijke eisen van opvolgmelk. Een groeimelk heeft, in vergelijking met gewone

halfvolle melk, een aangepaste samenstelling wat betreft vetzuren, eiwitgehalte, ijzergehalte, maar niet altijd een optimaal calciumgehalte.

Het gebruik van een groeimelk wordt niet actief geadviseerd vanuit de richtlijnen. Bij een gezond voedingspatroon hebben peuters de extra toegevoegde vitamines en mineralen uit de peutermelk niet nodig (Lanting et al. 2013, aanpassing 2017). Groeimelk kan een aanvulling zijn op de voedingsinname van kinderen met een moeizame eetbereidheid.

1.4.4 Functionele toevoegingen

1.4.4.1 Langeketen onverzadigde vetzuren

Uit eerder onderzoek is gebleken dat borstgevoede zuigelingen bij ontwikkelingspsychologisch onderzoek beter scoren dan kinderen gevoed met flesvoeding. Het aanbod aan lange keten meervoudig onverzadigde vetzuren (LCP's), arachidonzuur (AA) en docosahexaeenzuur (DHA) zou hier een verklaring voor kunnen zijn. Onderzoek naar het effect op de neurologische en visuele ontwikkeling heeft nog geen consistente resultaten opgeleverd (Lafeber et al. 2012; Jasani et al. 2017). De meeste flesvoedingen zijn verrijkt met AA en DHA. De toevoeging van LCP's aan zuigelingenvoeding is warenwettelijk gezien toegestaan, waarbij het gehalte aan AA op z'n minst even hoog moet zijn als het DHA-gehalte.

1.4.4.2 Bètapalmitaat

Alle standaard flesvoedingen bevatten overwegend het vetzuur alfapalmitaat, omdat deze plantaardige vetten als ingrediënt worden gebruikt. Onder aanwezigheid van lipase wordt palmitinezuur, dat op de alfapositie van het vetzuur zit, afgesplitst. Het losse palmitinezuur vormt met de aanwezige vrije calcium onoplosbare calciumzepen. Hierdoor kan de ontlasting van de zuigeling harder worden. Enkele flesvoedingen bevatten tegenwoordig bètapalmitaat (het vetzuur zoals deze ook voorkomt in moedermelk), waarbij palmitinezuur op de bètapositie van het vetzuur zit. Palmitinezuur wordt op deze wijze niet afgesplitst en kan geen calciumzepen vormen. Toevoeging van bètapalmitaat aan flesvoeding kan onder andere bijdragen aan een verbeterde opname van calcium en een zachtere consistentie van de ontlasting (Havlicekova et al. 2016).

1.4.4.3 Prebiotische vezels

Met de toevoeging van oligosachariden (prebiotische vezels) streeft men beïnvloeding van het darmmicrobioom en immunomodulatie na. Toevoeging van de prebiotische fructo-oligosachariden (FOS) en galacto-oligosachariden (GOS) 9:1

verhoogt de frequentie van de defecatie en maakt de consistentie van de ontlasting zachter. Ook bewerkstelligen voedingen met deze prebiotische vezels dat de samenstelling en de metabole activiteit van de mircobiota veel meer lijkt op die van de bifidusflora van borstgevoede kinderen. Dit zou gunstige effecten kunnen hebben op het immuunsysteem en daardoor op de gezondheid van het kind. Onderzoek met een intensief gehydrolyseerde voeding met prebiotische vezels laat een verminderd risico zien op het ontstaan van allergische reacties en infecties (Moro et al. 2006; Arslanoglu et al. 2007, 2008).

De vraag of toevoeging van prebiotische vezels ook bijdraagt aan de gezondheid van het kind op korte en lange termijn, kan op dit moment nog onvoldoende worden beantwoord om standaard een zuigelingenvoeding te verrijken met prebiotische vezels (Braegger et al. 2011). Door de warenwetregeling is toevoeging van GOS en FOS tot een maximum van 0,8 gram per 100 ml toegestaan. Andere combinaties en maximale gehalten mogen worden gebruikt, mits wetenschappelijk is aangetoond dat de toevoeging voor zuigelingen geschikt is.

1.4.4.4 Probiotica

Er zijn aanwijzingen dat het toevoegen aan flesvoeding van bepaalde probiotische stammen (alleen of een combinatie van stammen) de kans op niet-specifieke gastro-intestinale infecties bij jonge kinderen kan verminderen en kan leiden tot minder antibioticagebruik en het minder ontstaan van darmkrampjes en/of onrust. Omdat in de studies gebruik wordt gemaakt van verschillende (combinaties van) probioticastammen, duur van de interventie en dosering kunnen hieruit nog geen conclusies worden getrokken. Op basis van de beschikbare informatie wordt geen aanbeveling gedaan voor routinematig gebruik van probiotica in zuigelingenvoeding (Braegger et al. 2011).

1.4.4.5 Nucleotiden

Aan flesvoedingen worden nucleotiden toegevoegd. Deze stoffen komen van nature voor in moedermelk. Er wordt gesteld dat nucleotiden de immuunfunctie zouden versterken en daardoor een gunstig effect hebben voor het kind. Of dit zo is, is onvoldoende aangetoond. Het is ook mogelijk dat nucleotiden in moedermelk voorkomen als bijproduct van de melkproductie, zonder dat ze een specifieke functie voor het kind hebben.

1.5   Bijvoeding

Bijvoeding omvat alle vaste voeding en vloeistoffen anders dan moedermelk (Lanting et al. 2013, aanpassing 2017). Bijvoeding vormt de geleidelijke overgang van vloeibaar naar 'vast' voedsel. Het 'spenen' (introductie van ander voedsel naast moedermelk) is biologisch een normaal verschijnsel bij alle jonge zoog- dieren. Bij de mens duurt de gehele zoogperiode in een traditionele samenleving circa twee jaar, maar moedermelk dekt hiervan hoogstens gedurende de eerste zes maanden de behoefte aan voedingsstoffen en energie. Vanaf de leeftijd van 6 maanden is bijvoeding nodig en neemt zowel de hoeveelheid borst- als flesvoe- ding af. Rond de leeftijd van 6 maanden is de inname nog gemiddeld 500–600 ml borstvoeding en/of opvolgmelk en vanaf de leeftijd van 1 jaar 300 ml borstvoeding en/of halfvolle melk. Deze overgang is het begin van het aanleren van een gevari- eerd voedingspatroon en wordt gerealiseerd door behalve de vloeibare voeding in toenemende mate vast voedsel aan te bieden.

1.5.1   Moment van introductie

De meeste zuigelingen geven zelf te kennen wanneer ze toe zijn aan voedsel met een vastere consistentie dan moedermelk of flesvoeding. De gevoeligheid van het mondgebied en de orale reflexactiviteit in de eerste maanden maken het te vroeg aanbieden van vaster voedsel vrijwel onmogelijk. De orale reflexactiviteit (o.a. de 'wurgreflex') beschermt tegen verslikken. Naast de vloeibare voeding krijgt de zuigeling geleidelijk een variatie aan vaster voedsel, waarvan de aard en samen- stelling wordt bepaald door de behoefte aan voedingsstoffen en energie, en door lokale tradities (Lanigan et al. 2001).

1.5.2   Starten met oefenhapjes

Uit voedingskundig oogpunt is het niet nodig een zuigeling die borstvoeding of volledige zuigelingenvoeding krijgt en goed groeit, vóór de zesde maand bijvoe- ding te geven. Omwille van de smaakontwikkeling en tijdige introductie van hoog- allergene voeding is het advies tussen de leeftijd van 4 en 6 maanden te starten met oefenhapjes (lees: een paar lepeltjes). De consistente van de voeding is dik vloeibaar. In Nederland wordt vaak gestart met fijngemalen fruit en/of groente.

Vanaf de leeftijd van 6 maanden wordt bijvoeding gegeven als hapje(s) naast de volledige melkvoeding en vanaf 8 maanden gaat bijvoeding geleidelijk de melk- voeding vervangen. Vanaf 1 jaar eet het kindje volledig met het gezin mee.

1.5.3 Smaakontwikkeling

Voor de ontwikkeling van de smaak van het kind is variatie bij de tijdige introductie van de bijvoeding essentieel. Het is van belang tussen de 4 en 6 maanden
te beginnen met de introductie van verschillende smaken in de vorm van oefenhapjes, inclusief de bittere groente smaken (Fewtrell et al. 2017). De afwisseling
van smaken vergroot de acceptatie van nieuwe voedingsmiddelen. Dit is gunstig
met het oog op het aanleren van een gevarieerd eetpatroon. Frequent afwisselen
van smaken is hierbij het belangrijkst. Daarom wordt geadviseerd om in een vrij
snel tempo een aantal smaken te introduceren en deze vervolgens af te wisselen en
aan te vullen met weer nieuwe smaken. Nieuwe smaken moeten bij herhaling worden aangeboden als het kind ze in eerste instantie niet lijkt te accepteren (Gerrish
en Mennella 2001). Meer dan tien keer herhaald blijven aanbieden, vergroot de
acceptatie, ook als het kind het in eerste instantie niet lijkt te lusten (Maier et al.
2007). Bij voorkeur wordt vers bereide voeding aangeboden. In een kant-en-klaar
voeding uit een potje zijn de smaken gemengd. Zo went een kind niet aan de losse
smaken.

1.5.4 Consistentie

Eerst leert de zuigeling voedsel van een lepeltje te happen en met gesloten mond
door te slikken. De eerste hapjes zijn dik, vloeibaar en glad. Op de leeftijd van
circa 7 maanden komen de eerste kauwbewegingen. De lepelvoeding wordt geleidelijk grover (met stukjes) en uitgebreider. Vanaf 7 maanden kan een kind leren
kauwen op bijvoorbeeld een broodkorst. Op de leeftijd van 10 maanden kan het
losse stukjes kauwen. Grof gesneden of geprakt voedsel wordt aangeboden en het
kindje leert zelf met een lepeltje te eten.

Gezien de ontwikkeling van de mondmotoriek en de eetvaardigheden van het
kind is het belangrijk dat de bijvoeding een steeds vastere consistentie krijgt.
Gestart wordt met gepureerd voedsel en zodra het kind het aankan, krijgt het
voedsel van een steeds grovere consistentie. Om op latere leeftijd eetproblemen te
voorkomen is het in elk geval belangrijk om voor de 10e maand grovere stukjes te
introduceren. Vanaf 12 maanden kan het kind met het gezin mee-eten. Het gebruik
van de zuigfles wordt afgebouwd en drinken wordt in een bekertje aangeboden.

De *baby-led weaning*-methode is erop gericht kinderen zelf te laten eten,
waarbij het kind aangeeft wanneer het klaar is om vast voedsel te eten en in welk
tempo. Hapklare stukken worden aangeboden in plaats van gepureerd eten. Men is
wel van mening dat bij deze methode het risico op verslikken kan toenemen. Het
advies is om in verband met mogelijk verslikken voortdurend bij het etende kind
te blijven (Lanting et al. 2013, aanpassing 2017).

1.5.5 Aandachtspunten

Om gewenning aan een zoete smaak en onnodige zoutbelasting te voorkomen verdient het aanbeveling om geen suiker en/of zout aan de bijvoeding toe te voegen (Fewtrell et al. 2017). Ook wordt geadviseerd producten die veel zout bevatten, zoals smeerkaas, olijven en seitan, beperkt te gebruiken.

In verband met het hoge gehalte aan vitamine A in smeerleverworst is het advies niet vaker dan 1–2 keer per week de boterham hiermee te besmeren.

Rijst en rijstproducten kunnen veel arseen bevatten. Deze producten kunnen gerust gegeten worden als onderdeel van een gevarieerd voedingspatroon. Om te voorkomen dat kinderen te veel arseen binnenkrijgen is het advies om niet dagelijks rijst- en rijstproducten te eten.

In verband met het risico op botulisme behoren kinderen jonger dan 1 jaar nog geen honing te krijgen. In verband met het risico op besmetting moeten de ouders/ verzorgers ook nog geen rauwe vlees(waren), vis- en schaaldieren en/of eieren aanbieden.

1.5.6 Hoeveelheid

De hoeveelheid bijvoeding die wordt aangeboden, wordt in principe afgestemd op de eetlust van het kind. Ouders zijn hierbij verantwoordelijk voor wat er wordt gegeten en/of gedronken en op welke momenten van de dag. Het kind is zelf verantwoordelijk of en hoeveel het eet en/of drinkt. Met het oog op de preventie van overgewicht is het niet gewenst om eten op te dringen. Bovendien kan opdringen leiden tot weerzin voor eten. Er zijn aanwijzingen dat opdringen niet leidt tot meer eten, maar juist tot minder eten en achterblijven in gewicht (Galloway et al. 2006).

1.6 Voeding vanaf 1 jaar

Boven de leeftijd van 1 jaar neemt de lichamelijke activiteit duidelijk toe, zodat de dagelijkse energiebehoefte groter wordt. Gezien de relatieve afname van de groeisnelheid ten opzichte van de eerste twaalf levensmaanden is er een geleidelijk afnemende dagelijkse eiwitbehoefte per kilogram lichaamsgewicht. Adequate groei is de primaire parameter voor het beoordelen van de kwaliteit van de voeding (Tolboom en Binsbergen 2007).

Als een kind 1 jaar oud is, is in het algemeen de overgang van volledige melkvoeding naar gevarieerde vaste voeding voltooid en ligt het accent op het blijvend aanleren van een gezond eetgedrag. Vanaf dat moment wordt een gevarieerde voeding op basis van de *Richtlijnen goede voeding* geadviseerd (Gezondheidsraad 2015).

Tabel 1.7 Aanbevolen dagelijkse hoeveelheden voor kinderen van 1–3 jaar volgens de Schijf van Vijf. Bron: Voedingscentrum (2016)

product	hoeveelheid
bruin brood of volkorenbrood	2–3 sneetjes
aardappelen of volkorengraanproducten	1–2 opscheplepels
groente	50–100 gram
fruit	1,5 porties
vlees, vis, eieren of peulvruchten	1 portie[a]
notenpasta/pindakaas (zonder toegevoegd suiker en/of zout)	15 gram
kaas	_[b]
zuivel	2 porties (maximaal 300 ml)
smeer- en bereidingsvetten	30 gram
vocht	1 liter (incl. zuivel)

[a] Een portie komt overeen met 5x per week 50 gram vlees, 1x per week ½ opscheplepel peulvruchten en 1x per week 50 gram vis en wekelijks 1–2 eieren. Bij een vegetarische voedingsinname kan het weekmenu er als volgt uitzien: 1x per week 50 gram vis, 2x per week peulvruchten, 2x per week een portie noten extra en daarnaast 3–4 eieren per week.
[b] Vanwege het hoge gehalte aan zout is kaas niet geschikt voor jonge kinderen. De minder zoute kaassoorten zijn wel geschikt, zoals mozzarella, zuivelspread, cottage cheese en hüttenkäse.

1.6.1 Voedingsinname

Een gevarieerde voeding op basis van de *Richtlijnen goede voeding* voorziet dan in de behoefte aan alle voedingsstoffen (met uitzondering van vitamine D; par. 1.2.6). Met het gezin mee-eten kan een positieve bijdrage leveren aan het aanleren van een gezond eetgedrag. De basis ligt op het bereiken van een adequate inname van de voedingsmiddelen uit de Schijf van Vijf (tab. 1.7).

De producten die niet in de Schijf van Vijf staan, zijn onderverdeeld in dag- en weekkeuzes. Een dagkeuze (iets kleins) bevat maximaal 75 calorieën per product. Een weekkeuze (iets groots) bevat meer dan 75 calorieën per product. De dagelijks aanbevolen hoeveelheden basisvoedingsmiddelen dekken de energiebehoefte van kinderen in de leeftijd van 1–3 jaar en jonge kinderen hebben daardoor weinig ruimte voor de inname van dagkeuzes (maximaal één per dag) en geen ruimte voor inname van weekkeuzes. Geadviseerd wordt de dagkeuze te gebruiken voor beleg op brood, zoals boterhamworst, appelstroop, jam, vruchtenhagelslag. Producten uit de Schijf van Vijf kunnen als tussendoortje dienen, zoals een doosje rozijntjes, stukje fruit, snoeptomaatjes of een stukje volkoren knäckebröd.

Uit de gezondheidsenquête/leefstijlmonitor van het CBS, in samenwerking met het RIVM en het Voedingscentrum, blijkt dat jonge kinderen minder fruit, groente en vis eten dan aanbevolen. Wat betreft de aanbevolen inname van fruit, groente en vis haalt respectievelijk slechts 50, 59 en 56 % de norm. En het percentage kinderen dat de aanbevolen norm van inname haalt, wordt op oudere leeftijd nog lager (CBS 2014/2016).

Ook de eerdere resultaten van de voedselconsumptiepeiling 2012–2016 laten zien dat jonge kinderen in de periode van 2012–2014 ten opzichte van de aanbeveling te weinig groente, fruit en vis aten. En daarbij ook te weinig peulvruchten, noten en te veel vlees en zuivel eten (Rossum et al. 2016).

1.6.2 Aandachtspunten

Vanaf de leeftijd van 1 jaar moet bij de samenstelling van de voeding vooral worden gelet op de volwaardige inname van de producten uit de Schijf van Vijf en daarnaast op de hoeveelheid en de aard van het vet, de hoeveelheid voedingsvezels, de ijzervoorziening, de keuze van dranken en het aantal eet- en/of drinkmomenten.

Uit voedselconsumptieonderzoek blijkt dat de vetinneming van kinderen van 18 maanden lager is dan wordt aanbevolen, waardoor de inneming van essentiële vetzuren onder druk kan komen te staan (Breedveld en Hulshof 2003). Aandacht voor het 'gezonde' vet in de voeding is gewenst. Voor de praktische advisering houdt dit in dat er aandacht besteed moet worden aan het gebruik van zachte dieetmargarine uit een kuipje (lager verzadigd vet) en het gebruik van vloeibare bak- en braadproducten of olie voor de bereiding van de warme maaltijd. Bij de melkproducten hebben de magere en halfvolle varianten de voorkeur, vanwege het lagere gehalte aan verzadigd vet.

Uit de eerder genoemde voedselconsumptieonderzoeken blijkt dat bij 1- tot 4-jarigen de gemiddelde ijzerinneming onder de aanbevelingen ligt (Breedveld en Hulshof 2003). Uit onderzoek bij jonge kinderen in Nederland, Duitsland en Engeland blijkt dat 12 % een ijzerdeficiëntie heeft (Akkermans et al. 2016). In 2015 is de ijzeraanbeveling van jonge kinderen verhoogd van 7 naar 8 mg per dag. Het gevaar voor een lage ijzerstatus is groter naarmate de voeding minder ijzer bevat. Belangrijke ijzerbronnen in de voeding zijn volkorenbrood en graanproducten, vlees (vooral rundvlees), aardappelen en groente. Behalve de hoeveelheid ijzer in de voeding speelt ook de benutbaarheid ervan een rol.

1.6.3 Vaste eet- en drinkmomenten

De Gezondheidsraad adviseert om het aantal eet- en/of drinkmomenten te beperken tot maximaal zeven per dag (inclusief de hoofdmaaltijden). Deze richtlijn komt in de praktijk neer op dagelijks drie hoofdmaaltijden en tussendoor maximaal vier keer iets te eten of drinken aanbieden. Hierbij worden water en thee (zonder suiker en melk) buiten beschouwing gelaten. Deze richtlijn geldt ook voor jongere kinderen.

In de dagelijkse praktijk is voor (jonge) kinderen vijf of zes eet- en/of drink-momenten voldoende, bestaande uit ontbijt, op een vast moment iets tussendoor, lunch, op een vast moment iets tussendoor en de warme maaltijd. Eventueel kan aan het einde van de middag nog een extra eetmoment worden toegevoegd. Combineer hierbij de drinkmomenten met de eetmomenten. Vaste eet- en drink-momenten bieden structuur, regelmaat en verkleinen het aantal zuuraanvallen op het gebit en daarmee de kans op tanderosie en cariës (Lanting et al. 2013, aanpassing 2017).

1.6.4 Adequaat eetgedrag

Naast het aanbieden van de juiste voedingsmiddelen is aandacht voor het ontwik-kelen van een leeftijdsadequaat eetgedrag minstens zo belangrijk. In deze leeftijds-fase hoort het bij de ontwikkeling dat een kind zeer wisselend eet en dus ook soms een tijd niet goed eet. Adequate groei is de primaire parameter voor het beoordelen van de kwaliteit van de voeding. Hoeveel een kind eet, is van secundair belang. Kinderen weten meestal van nature hoeveel ze nodig hebben en zullen zichzelf niet gauw uithongeren. Daarom is het belangrijk dat ouders leren vertrouwen op de eetlust van hun kind en geen eten opdringen (Kneepkens 2008).

Angst voor nieuwe dingen (neofobie) kan bij veel kinderen rond de leeftijd van 2 jaar een rol gaan spelen. Het is een normaal verschijnsel. Door voedingsmidde-len herhaald te blijven aanbieden in een stimulerende en ontspannen omgeving kan het kind zijn angst leren overwinnen (Lanting et al. 2013, aanpassing 2017).

Een autoritatieve opvoedstijl, waarbij ouders ruimte bieden voor ontwikkeling, maar binnen gestelde grenzen, heeft een positief effect op de eetontwikkeling. Jonge kinderen leren door te imiteren en het is daarom belangrijk dat ouders het goede voorbeeld geven.

Eten en drinken gebeurt bij voorkeur aan tafel, in een ontspannen sfeer en duurt maximaal 15–20 minuten. Een niet goed gegeten maaltijd wordt niet gecompen-seerd met een andere maaltijd.

1.7 Voedingsproblemen

Voedingsproblemen als spugen, darmkrampjes, diarree en moeizame ontlasting zijn klachten die vaak voorkomen bij verder gezonde zuigelingen en peuters. Dit zijn meestal problemen in het maag-darmkanaal die te maken kunnen hebben met de voeding (Lanting et al. 2013, aanpassing 2017).

1.7.1 Spugen

'Spugen' treedt vooral bij de jonge zuigeling gemakkelijk op omdat de afsluiting tussen slokdarm en maag nog niet optimaal functioneert. Het is normaal dat er in aansluiting op een maaltijd enig voedsel terugvloeit van de maag naar de slokdarm (gastro-oesofageale reflux). De zuigeling kan tijdens of kort na het drinken wat voeding teruggeven, soms bij het opboeren van lucht. Dit noemt men regurgiteren. Het heeft geen pathologische betekenis en leidt niet tot verstoring van de groei. Klachten verdwijnen meestal vanzelf, zodra de kinderen overgaan op vast voedsel of als ze beginnen met staan (Benninga et al. 2016).

Spugen als gevolg van regurgitatie moet onderscheiden worden van spugen door pathologische reflux of prikkeling van het braakcentrum. Bij echt braken wordt de voeding, of andere maaginhoud, met kracht uitgespuugd. Spugen komt bij peuters minder voor dan bij zuigelingen. Bij peuters kan spugen duiden op een onderliggende ziekte of een eetprobleem (kokhalzen). Herhaald braken kan gepaard gaan met onvoldoende gewichtstoename of zelfs gewichtsverlies en vraagt om medische diagnostiek. Spugen kan vele oorzaken hebben, zoals acute gastritis (voedselvergiftiging) of gastro-enteritis, bovenste-luchtweginfecties, oorontsteking, kinderziekten of andere virale infecties.

1.7.1.1 Advies bij spugen

Bij flesvoeding kan regurgitatie worden tegengegaan door de zuigeling tijdens en na de voeding te laten boeren, tijdens de voeding meer rechtop te houden en na de voeding nog enige tijd recht op te houden. Ook dient er aandacht te zijn voor de snelheid van het drinken, de hoeveelheid voeding per keer en de juiste bereidingswijze van de flesvoeding (Lanting et al. 2013, aanpassing 2017). Als dit niet helpt, is het raadzaam de voeding in te dikken met bijvoorbeeld johannesbroodboompitmeel (0,5–1 %). Er zijn voedingen waaraan het indikmiddel al is toegevoegd in de vorm van johannesbroodpitmeel of amylopectine.

De verdikte voeding heeft vaak nog een andere aanpassing ondergaan. De caseïne-wei-eiwitverhouding is 80:20. In het zure milieu van de maag begint de caseïne uit te vlokken. Deze klontering leidt tot verdere verdikking van de melk en versterkt dus het effect van het verdikkingsmiddel. Als johannesbroodpitmeel apart wordt toegevoegd aan een standaardvoeding (caseïne-wei-eiwit verhouding 40:60) is een hogere concentratie nodig om hetzelfde effect te bereiken. Dat geeft ook meer risico van bijwerkingen (diarree, buikkrampen) (Tabbers et al. 2012).

Bij borstvoeding kan eventueel voor het voeden een lepeltje johannesbroodpitmeel worden toegevoegd aan afgekolfde moedermelk. Er is echter geen bewijs dat dit effectief is (Tabbers et al. 2012). Daarnaast is de vraag in hoeverre dit praktisch uitvoerbaar is bij de jonge zuigeling.

1.7.2 Darmkrampjes (excessief huilen)

Darmkrampen of -kolieken worden gekenmerkt door herhaaldelijke en langdurige perioden van huilen, onrust en prikkelbaarheid. Men spreekt van darmkrampjes indien deze gepaard gaan met een normale groei en uitblijven van koorts of ziekte (Benninga et al. 2016). Tijdens de aanvallen, die meestal in de late namiddag of avond optreden, is de buik opgezet en worden de benen opgetrokken, soms gestrekt.

De oorzaak van de aanvallen is over het algemeen niet duidelijk. Bij minder dan 5 % is er een medische oorzaak (Haye et al. 2013). Angst, boosheid en opwinding kunnen een rol spelen. Te veel voeding of te veel lucht met de voeding kan darmkrampjes veroorzaken.

Darmkolieken zijn over het algemeen onschuldig en houden zelden aan tot na de leeftijd van 4 maanden. Goede uitleg kan ouders geruststellen. De darmkrampjes kunnen desondanks een negatief effect hebben op de psychosociale gezondheid van het gezin. Bij psychosociale problematiek of een somatische oorzaak (bijvoorbeeld verborgen reflux of een liesbreuk, urineweginfectie) wordt medische diagnostiek overwogen.

1.7.2.1 Advies bij darmkrampjes

Wanneer ouders gedurende een week een dagboek bijhouden, blijkt vaak dat het aantal huiluren meevalt, hetgeen een geruststellend effect kan hebben. Ook wordt aangeraden overstimulatie te beperken en het voeden rustig te laten verlopen. Hierbij wordt gestreefd naar regelmaat en voorspelbaarheid in het slapen, voeden en spelen. Bij borstgevoede zuigelingen dient aandacht te zijn voor de techniek van het voeden.

1.7.3 Diarree

De ontlasting varieert per persoon en met de soort voeding. Jonge kinderen hebben vaker ontlasting dan oudere kinderen en volwassenen. Bij de borstgevoede zuigeling kan de ontlasting na elke voeding plaatsvinden, zelfs explosief zijn zonder dat er sprake is van diarree. De kleur van de ontlasting van de borstgevoede zuigeling kan afhankelijk zijn van de voeding van de moeder (Kneepkens 2008).

Diarree is een klacht die op elke leeftijd kan optreden, maar vaker bij jonge kinderen. De Wereldgezondheidsorganisatie (WHO) definieert diarree 'als het produceren van waterige ontlasting in een frequentie van meer dan viermaal per 24 uur.' Over het algemeen wordt het acuut optreden van diarree veroorzaakt door een (gastro-)enteritis door een virale infectie. Soms is het een uiting van andere ziekten als bacteriële darminfecties, coeliakie en voedselovergevoeligheid. De ontlasting kan binnen een dag veranderen van normaal tot dun met onverteerde voedselresten, als er vast voedsel wordt genuttigd. Toename van de darmperistaltiek kan rommelingen en krampen veroorzaken. Een andere veelvoorkomende oorzaak van diarree is de toediening van antibiotica. Dit treedt onder andere bij ampicilline en amoxicilline vaker op, waarschijnlijk ten gevolge van verstoring van de microbioom. Persisterende diarree met buikpijn kan ook een uiting zijn van chronische obstipatie met overloopdiarree (Kamphuis et al. 2011).

Criteria voor functionele diarree, voorheen peuterdiarree genoemd, is een dagelijkse pijnloze herhaalde passage van vier of meer grote, ongevormde feces gedurende minstens vier weken en ontstaan tussen de leeftijd van 6 en 60 maanden zonder failure-to-thrive bij adequate energie-inname (Benninga et al. 2016).

1.7.3.1 Advies bij diarree

Bij het optreden van diarree is aandacht nodig voor voldoende vochtinname. Te weinig plassen/droge luiers, extreme lusteloosheid, humeurig, prikkelbaar en huilen zonder tranen zijn tekenen van dehydratie. Bij acute diarree moet de voeding aangevuld worden met extra vocht. De borstgevoede zuigeling moet vaker worden aangelegd. Indien acute diarree langer dan een dag bestaat, dient in aanvulling op de voeding 10 ml per kg lichaamsgewicht 'oral rehydration solution' (ORS) worden gegeven. Met toediening van ORS kan het verlies aan mineralen worden aangevuld. ORS zorgt voor een zeer efficiënte wateropname (natrium-glucose-transportsysteem in de dunne darm). Gebruik van ORS voorkomt ontregeling van elektrolyten en het ontstaan van een hypoglykemie. Toediening kan via een lepeltje of een speen, bij voorkeur voorafgaand aan de borst- of flesvoeding. Meng ORS niet met de voeding, omdat het natrium-glucose-transportsysteem daardoor verstoord kan raken. Vanwege het zout- en/of suikergehalte zijn dranken als bouillon, thee, vruchtensap en frisdrank niet geschikt voor rehydratie. Kinderen boven de 9 maanden geeft men in eerste instantie extra drinken naast de gewone voeding.

Functionele diarree (peuterdiarree) wordt vrijwel altijd veroorzaakt door een onevenwichtige voeding met overmaat aan inname van mono- en disachariden en een tekort aan vetten en voedingsvezels. Bij de voedingsinname dient aandacht te zijn voor de mogelijk ruime inname van vruchtensappen en fructose. Advies is gericht op het normaliseren en balanceren van de inname volgens de *Richtlijnen goede voeding* met adequate inname van vet, voedingsvezels, vocht en vruchtensuiker (Wierdsma 2015).

1.7.4   Moeizame of harde ontlasting

Bij obstipatie, het optreden van een moeizame ontlasting, is de ontlasting vaak
hard en wordt die meestal geloosd met langere tussenpozen. Een hardere ontlasting komt vaker voor bij fles- dan bij borstvoeding. Gezonde, uitsluitend borstgevoede zuigelingen kunnen heel verschillende ontlastingspatronen hebben, zonder
dat er sprake is van pathologie. De ontlasting kan wel tot tien dagen en bij de flesgevoede zuigeling tot drie dagen wegblijven.

Criteria voor functionele obstipatie bij kinderen jonger dan 4 is gedurende één
maand ten minste twee van de volgende symptomen (Benninga et al. 2016):

– wekelijks maximaal twee keer ontlasting;
– ophouden van ontlasting;
– pijnlijke of harde keutelige ontlasting;
– grote hoeveelheid ontlasting en/of grote hoeveelheid ontlasting in het rectum.

Bij obstipatie is de defecatie vaak pijnlijk en veroorzaakt soms kloven (anusfissuur) en uitrekking van de anus, waardoor de ontlasting spoortjes bloed aan de
buitenkant vertoont. De pijn die met de anusfissuur gepaard gaat leidt weer tot het
ophouden van de ontlasting. Een harde ontlasting kan op den duur leiden tot slecht
drinken, buikpijn en een opgezette buik.

Late meconiumlozing (later dan 24 uur en 48 uur bij prematuren) en obstipatie
voor de leeftijd van 3 maanden (mogelijk sprake van ziekte van Hirschsprung) is
reden voor medische diagnostiek (Lanting et al. 2013, aanpassing 2017).

1.7.4.1   Advies bij moeizame of harde ontlasting

Borstgevoede kinderen die weinig, harde en donkergekleurde ontlasting produceren, krijgen waarschijnlijk niet voldoende voeding (vocht) en dienen daarom beter
en langer te worden aangelegd. Bij flesgevoede kinderen kan verkeerd bereide
flesvoeding (te veel poeder in de fles), te weinig of verkeerde voeding leiden tot
een moeizame ontlasting. Aandacht is dan nodig voor de drinktechniek, wijze van
aanleggen, frequentie van voeden, bereidingswijze van de voeding en gewicht van
de zuigeling. Bij gebruik van flesvoeding kan de zuigeling ook normale voeding
blijven gebruiken.

Bij het oudere kind kan te weinig voedingsvezels, te weinig vocht of te weinig beweging de oorzaak zijn van een moeizame of harde ontlasting. In dat geval
is in de voedingsadvisering aandacht voor leeftijdsadequate inname volgens de
Richtlijnen goede voeding van voedingsvezels (2,8 gram per megajoule), vocht en
vet van belang (Christiaens 2015). Voor het gebruik van extra voedingsvezels is
geen bewijs en het geven van meer vocht dan aanbevolen is niet nodig (Benninga
et al. 2015). Indien voedingsmaatregelen niet helpen kunnen orale laxantia ingezet
worden.

Veel onderzoek is verricht naar de beïnvloeding van microbioom met prebiotische vezels, pro- en synbiotica (= combinatie van pre- en probiotica). Er is nog weinig evidence dat deze effectief zijn bij functionele maag-darmproblemen en de evidence bij darmkrampjes en functionale obstipatie is dubbelzinnig. Meer onderzoek is nodig naar de beïnvloeding van de darmmicrobioom (Benninga et al. 2016).

1.7.5 Voedselallergie

Kinderen kunnen gezondheidsproblemen vertonen die terug te voeren zijn op voedselovergevoeligheid. Een voedselovergevoeligheid is een ongewenste reproduceerbare reactie ten gevolge van allergie (bijv. koemelkallergie), afwijkende (auto-)immuunrespons (coeliakie) of intolerantie (bijv. lactoseintolerantie) voor een voedingsbestanddeel (AJN 2014). Bij zuigelingen gaat het meestal om allergie voor koemelk. Voor een uitgebreide beschrijving van symptomen, diagnostiek en behandeling van voedselovergevoeligheid en van de rol van voeding bij de preventie van allergie wordt verwezen naar de JGZ-richtlijn *Voedselovergevoeligheid* en het standpunt van de NVK-sectie Kinderallergologie (Sprikkelman et al. 2012; Stadermann et al. 2017).

1.7.5.1 Preventie van voedselallergie

De adviezen voor de preventie van voedselallergie zijn afgelopen jaren enorm veranderd. Was preventie voorheen vooral gericht op het vermijden van hoogallergene voedingsmiddelen, zoals kippenei, pinda en noten, tegenwoordig wordt een tijdige introductie van hoogallergene voedingsmiddelen geadviseerd (Stadermann et al. 2017).

Het blijft belangrijk als preventieve maatregel niet te roken tijdens de zwangerschap en (na de geboorte) in de nabijheid van het kind. Het staat vast dat roken door de aanstaande moeder een grotere kans geeft op het ontstaan van allergische aandoeningen na de geboorte.

Daarnaast wordt geadviseerd ten minste vier maanden uitsluitend borstvoeding te geven. Het is ongewenst dat de moeder een dieet volgt gedurende de zwangerschap en lactatie (NCJ richtlijn Voedselovergevoeligheid). Ook voor hoogrisicogroepkinderen met een positieve gezinsanamnese voor atopie geldt dat, indien borstvoeding niet mogelijk is, gestart kan worden met een standaard zuigelingenvoeding met intact eiwit. Een partieel gehydrolyseerde zuigelingenvoeding wordt niet aanbevolen omdat het niet effectief is in de preventie van koemelkallergie. Het gebruik van een intensief gehydrolyseerde zuigelingenvoeding wordt afgeraden (AJN 2014).

Het staat vast om de introductie van bijvoeding, in de vorm van oefenhapjes, te starten vanaf de leeftijd van 4 maanden (AJN 2014). Daarbij wordt een tijdige introductie van hoogallergene voeding geadviseerd aan alle zuigelingen, bij voorkeur voor de leeftijd van 8 maanden (Stadermann et al. 2017). Met name voor pinda en verhit (geen rauw) ei laten interventiestudies zien dat er een duidelijke risicoreductie bereikt kan worden door tijdige orale introductie van het allergeen, vooral bij kinderen met een hoog risico op een voedselallergie. De redenering hierachter is dat vroege blootstelling aan het allergeen via de gastro-intestinale route minder risico geeft op sensibilisatie in vergelijking met het ontstaan van sensibilisatie via de (niet-intacte) huid, met name bij kinderen met eczeem. Voor kinderen met matig tot ernstig eczeem is actieve begeleiding bij de introductie van hoogallergene voeding, inclusief pinda en ei, gewenst, waarbij het streven is deze te introduceren rond de leeftijd van 4 tot 6 maanden. Bij zuigelingen met ernstig eczeem dient wel een risico-inschatting op het ontstaan van allergische reacties plaats te vinden. Overleg hierbij met de kinderarts en/of allergoloog voor het verrichten van een huidpriktest en/of klinische introductie (Stadermann et al. 2017).

Voorheen werd gedacht dat de introductie van gluten vanaf de leeftijd van 4 maanden positief was ter preventie van coeliakie. Recenter onderzoek toont echter geen optimale periode voor de introductie van gluten aan. Het advies voor de introductie van gluten vanaf 4 maanden blijft wel gehandhaafd, waarbij om redenen – bijvoorbeeld omdat de ouders daar voorkeur voor hebben – 1–2 maanden later gestart mag worden. Het verdient de voorkeur te beginnen met glutenbevattende voeding in kleine hoeveelheid, eventueel gemengd met het oefenhapje groente of fruit (AJN 2014).

1.7.5.2 Behandeling van voedselallergie

Bij zuigelingen is koemelkallergie de meest voorkomende voedselallergie. De vermeende prevalentie in Nederland is tot 17,5 %. De prevalentie van koemelkallergie in Nederland is ongeveer 2,4 % (Sprikkelman et al. 2012). Koemelkallergie gaat meestal na verloop van tijd over. Van de koemelkallergische zuigelingen is 80 % tegen de tweede verjaardag weer tolerant geworden voor koemelkeiwit en 92 % op de leeftijd van 5 jaar. Van deze kinderen ontwikkelt 25–28 % andere voedselallergieën, zoals kippenei, pinda, noten, appel, soja, sesamzaad, vis, schaal- en schelpdieren (Toit et al. 2010; Wood 2003).

Voedselallergie kan bij zuigelingen leiden tot maag-darmklachten (vooral braken en diarree), darmkrampjes, huidafwijkingen (vooral constitutioneel eczeem, urticaria) en soms luchtwegproblemen. Deze symptomen zijn aspecifiek. Verdere evaluatie is daarom nodig voordat de diagnose voedselallergie kan worden gesteld. De lage voorspellende waarde van aanvullend onderzoek (huidpriktests, allergeenspecifiek IgE) maakt dat alleen met voedingsinterventie de diagnose voedselallergie met enige betrouwbaarheid kan worden gesteld.

Bij verdenking op voedselallergie is een zorgvuldige diagnose noodzakelijk, door middel van eliminatie, belasting en reëliminatie, alvorens tot specifieke
voedingsadviezen wordt overgegaan. Leidt de eliminatie van koemelk tot sterke
afname van de klachten, dan is dat een aanwijzing voor de aanwezigheid van een
koemelkallergie. Indien de klachten niet afnemen, kan herintroductie van koemelk
in het dieet plaatsvinden. Om de diagnose koemelkallergie te stellen wordt aanbevolen gebruik te maken van een dubbelblinde placebogecontroleerde voedselpro-
vocatie (DBPGVP). In de praktijk zijn DBPGVP in de eerste lijn vaak (nog) niet
beschikbaar. In dat geval kan een open voedselprovocatietest (OVP) uitgevoerd
worden. Indien deze negatief is, wordt de diagnose koemelkallergie verworpen.
Bij een positieve uitslag op een OVP wordt de diagnose koemelkallergie nog niet
gesteld, maar wordt voor een DBPGVP doorverwezen naar de tweede of derde lijn
(AJN 2014). Onderzoek heeft aangetoond dat OVP tot overdiagnostiek kan leiden
(Brand en Dubois 2006).

Bij borstgevoede zuigelingen worden tijdens de eliminatiefase alle zuivelproduc-
ten gedurende vier weken uit de voeding van de moeder geëlimineerd. Zuigelingen
die flesvoeding krijgen, worden overgezet op een voeding op basis van intensief
gehydrolyseerd koemelkeiwit (een wei-eiwit of caseïnehydrolysaat). Een intensief
eiwithydrolysaat bestaande uit oligopeptiden wordt geadviseerd. Meestal zijn de
oligopeptiden afkomstig van koemelkeiwit, waarbij het eiwit wordt gehydrolyseerd
tot kortere ketens van peptiden en vrije aminozuren. Deze eiwitdeeltjes worden niet
of nauwelijks herkend door het immuunsysteem. Bij een beperkte groep kinderen
met een sterke verdenking op koemelkallergie, maar met onvoldoende afname van
klachten op een intensief eiwithydrolysaat of achterblijvende groei, wordt een voeding op basis van vrije aminozuren geadviseerd gedurende een periode van drie
maanden. Het voorschrijven van een voeding op basis van vrije aminozuren is uitsluitend voorbehouden aan de tweede- of derdelijns gezondheidszorg.

Op de leeftijd van 4–6 maanden wordt begonnen met de introductie van vaste
voeding. Hierbij is begeleiding door de (kinder)diëtist essentieel. Behalve advies
over een koemelkvrije voedingsinname is het handhaven van de volwaardigheid en
evenwichtigheid van de voeding een belangrijk aandachtspunt (Sprikkelman et al.
2012). Vanaf de leeftijd van 6 maanden kan in beperkte mate soja als aanvulling
op de intensief gehydrolyseerde voeding aanbevolen worden – vanaf 8 maanden
bijvoorbeeld als een sojatoetje (AJN 2014).

1.8 Tot slot

De voeding van 0- tot 4-jarigen is meer dan alleen het streven naar een volwaardige voedingsinname door gezonde voedingsmiddelen aan te bieden. In deze periode wordt de basis gelegd voor het aanleren van een gezond eetgedrag. Zowel de
opvoedstijl van ouders als de aan- of afwezigheid van voedingsproblemen kan van

invloed zijn op het aanleren van een leeftijdsadequaat eetgedrag. Aandacht hebben voor het kind in zijn geheel en in zijn omgeving is van belang bij de voedingsadvisering aan jonge kinderen.

Literatuur

Akker, C. van den (2017). Eiwitten. In K. F. M. Joosten, D. van Waardenburg & C. M. F. Kneepkens (Red.), *Werkboek voeding voor zieke kinderen* (pag. 44–47). Amsterdam: VU University Press.
Akkermans, M. D., Horst-Graat, J. M. van der, Eussen, G. R., et al. (2016). Iron and vitamin D deficiency in healthy young children in western Europe despite current nutritional recommendations. *Journal of Pediatric Gastroenterology and Nutrition, 62*(4), 635–642.
Anten-Kools, E. J., Wouwe, J. P. van, Oudesluys-Murphy, A. M., et al. (2011). *Een professionele kijk op borstvoeding.* Assen: Koninklijke Van Gorcum BV.
Arslanoglu, S., Moro, G. E., & Boehm, G. (2007). Early supplementation of prebiotic oligosaccharides protects formula-fed infants against infections during the first 6 months of life. *Nutrition Journal, 137*, 2420–2424.
Arslanoglu, S., Moro, G. E., Schmitt, J., et al. (2008). Early dietary intervention with a mixture of prebiotic oligosaccharides reduces the incidence of allergic manifestations and infections during the first two years of life. *Nutrition Journal, 138*, 1091–1095.
Artsen Jeugdgezondheidszorg Nederland (AJN), et al. (2014). *JGZ-richtlijn voedselovergevoeligheid.* VUmc en NVK. www.ncj.nl.
Benninga, M. A., Berger, M. Y., Boluyt, N., et al. (2015). Richtlijn obstipatie bij kinderen van 0 tot 18 jaar. *NVK.* www.nvk.nl.
Benninga, M. A., Nurko, S., Faure, C., et al. (2016). Childhood functional gastrointestinal disorders: Neonate/Toddler. *Gastroenterology, 150*, 1443–1455.
Braegger, C., Chmielewska, A., Decsi, T., et al. (2011). Supplementation of infant formula with probiotics and/or prebiotics: A systematic review and comment by the ESPGHAN committee on nutrition. *JPGN, 52*, 238–250.
Brand, P. L., & Dubois, A. E. (2006). Diagnose van voedselallergie bij kinderen. *Nederlands Tijdschrift voor Geneeskunde, 150*, 2188–2190.
Breedveld, B. C., & Hulshof, K. F. A. M. (2003). *Zo eten jonge peuters in Nederland 2002: Resultaten van het voedingsstoffen inname onderzoek 2002.* Den Haag: Voedingscentrum.
Buijssen, M., Jajou, R., Kessel, F. G. B. van, et al. (2015). *Health effects of breastfeeding: An update. Systematic literature review.* Bilthoven: Rijksinstituut voor Volksgezondheid en Milieu (RIVM).
CBS (2014/2016). *Gezondheidsenquête/leefstijlmonitor die het CBS afneemt in samenwerking met RIVM en het Voedingscentrum.* www.cbs.nl/nl-nl/maatwerk/2017/46/voeding-bij-kinderen-van-1-tot-12-jaar-2014-2016. Gedownload december 2017.
Christiaens, C. (2015). Chronische obstipatie. In Artsenwijzer diëtetiek. *NVD.* www.artsenwijzer-dietetiek.info, geraadpleegd december 2017.
Fewtrell, M., Bronsky, J., Campy, C., et al. (2017). Complementary feeding: A position paper by the European Society for Paediatric Gastroenterology, Hepatology, and Nutrition (ESPGHAN) committee on nutrition. *JPGN, 64*, 119–132.
Gerrish, C. J., & Mennella, J. A. (2001). Flavor variety enhances food acceptance in formula-fed infants. *American Journal of Clinical Nutrition, 73*, 1080–1085.
Galloway, A. T., Fiorito, L. M., Francis, L. A., & Birch, L. L. (2006). 'Finish your soup': Counterproductive effects of pressuring children to eat on intake and effect. *Appetite, 46*, 318–323.
Gezondheidsraad (2000). *Voedingsnormen: Calcium, vitamine D, thiamine, riboflavine, niacine, pantotheenzuur en biotine.* Publicatienr. 2000/12. Den Haag: Gezondheidsraad.

Gezondheidsraad (2001). *Voedingsnormen: Energie, eiwit vetten en verteerbare koolhydraten.* Publicatienr. 2001/19R. Den Haag: Gezondheidsraad.

Gezondheidsraad (2003). *Voedingsnormen: Vitamine B6, foliumzuur en vitamine B12.* Publicatienr. 2003/04. Den Haag: Gezondheidsraad.

Gezondheidsraad (2005). *Risico's van alcoholgebruik bij conceptie, zwangerschap en borstvoeding.* Publicatienr. 2004/22. Den Haag: Gezondheidsraad.

Gezondheidsraad (2006). *Richtlijn voor de vezelconsumptie.* Publicatienr. 2006/03. Den Haag: Gezondheidsraad.

Gezondheidsraad (2012). *Evaluatie van de voedingsnormen van vitamine D.* Publicatienr. 2012/15. Den Haag: Gezondheidsraad. https://www.gezondheidsraad.nl/sites/default/files/201215evaluatievoedingsnormenvitamineD.pdf.

Gezondheidsraad (2015). *Richtlijnen goede voeding 2015.* Publicatienr. 2015/24. Den Haag: Gezondheidsraad. https://www.gezondheidsraad.nl/sites/default/files/201524_richtlijnen_goede_voeding_2015.pdf.

Gezondheidsraad (2017). *Vitamine K bij zuigelingen.* Publicatienr. 2017/04. Den Haag: Gezondheidsraad. https://www.gezondheidsraad.nl/sites/default/files/grpublication/201704_vitamine_k_bij_zuigelingen.pdf.

Havlicekova, Z., Jesenak, M., Banovcin, P., et al. (2016). Beta-palmitate – a natural component of human milk in supplemental milk formulas. *Nutrition Journal, 15,* 28.

Haye, W. la, Engelberts, A. C., Tiemens-van Putten, I. K. F., et al. (2013). JGZ-richtlijn: Excessief huilen. *TNO.* www.ncj.nl.

Institute of Medicine (IOM) (2002). *Dietary reference intakes for vitamin A, vitamin K, arsenic, boron, chromium, copper, iodine, iron, manganese, molybdenum, nickel, silicon, vanadium and zinc: A report of the panel on micronutrients.* Washington, D.C.: National Academy Press.

Jasani, B., Simmer, K., Patole, S. K., et al. (2017). Long chain polyunsaturated fatty acid supplementation in infants born at term. *Cochrane Database Systematic Review.* Issue 3. Art. No.: CD000376. https://doi.org/10.1002/14651858.CD000376.pub4.

Jong, C. de, et al. (2015). De eet compleet test: 2-daags voedselconsumptie onderzoek onder kinderen van 1–4 jaar die een kinderdagverblijf bezoeken. TNO-rapport 2014 R11714. *TNO.*

Joosten, K. (2017). Water en elektrolyten. In K. F. M. Joosten, D. van Waardenburg & C. M. F. Kneepkens (Red.), *Werkboek voeding voor zieke kinderen* (pag. 44–47). Amsterdam: VU University Press.

Kamphuis, M., Leerdam, F. J. M. van, Wierenga-van de Hoeven, C. J., et al. (2011). JGZ-richtlijn: Zindelijkheid van urine en feces (2011). *TNO.* www.ncj.nl.

Kneepkens, C. M. F. (2008). *Voedingsadvisering bij jonge kinderen.* Assen: Van Gorcum.

Lafeber, H. N., Zoeren-Grobben, D. van, Beek, R. H. T. van, et al. (2012). *Werkboek enterale en parenterale voeding bij pasgeborenen.* Amsterdam: VU University Press.

LaKind, J. S. (2007). Recent global trends and physiologic origins of dioxins and furans in human milk. *Journal of Exposure Science and Environmental Epidemiology, 17*(6), 510–524.

Lanigan, J. A., Bishop, J., Kimber, A. C., et al. (2001). Systematic review concerning the age of introduction of complementary foods to the healthy full-term infant. *European Journal of Clinical Nutrition, 55,* 309–320.

Lanting, C. I., & Wouwe, J. O. van (2006). TNO-rapport KvL/JBP 2006.017. *Peiling melkvoeding van zuigelingen 2005: Borstvoeding in Nederland en relatie met certificering door stichting zorg voor borstvoeding.* Leiden: TNO Kwaliteit voor leven.

Lanting, C. I., Heerdink-Obenhuijsen, N., Schuit-van Raamsdonk, H. L. L., et al. (2013). JGZ-richtlijn voeding en eetgedrag. *TNO, aanpassing 2017.* www.ncj.nl.

Maier, A. S., Chabanet, C., Schaal, B., et al. (2007). Effects of repeated exposure on acceptance of initially disliked vegetables in 7-month old infants. *Food Quality and Preference, 18,* 1023–1032.

Moro, G., Arslanoglu, S., Stahl, B., et al. (2006). A mixture of prebiotic oligosaccharides reduces the incidence of atopic dermatitis during the first six months of age. *Archives of Disease in Childhood, 91,* 814–819.

NCJ Richtlijn Borstvoeding (2015). *TNO.* Beschikbaar op www.ncj.nl.

Nordic Council of Ministers (2014). *Nordic nutrition recommendations 2012*. Copenhagen: Nordic Council, Nord, 002. http://www.norden.org.

Ocké, M. C., Rossum, C. T. M. van, Fransen, H. P. et al. (2008). *Dutch national food consumption survey young children 2005/2006*. RIVM rapport 3500300002. Bilthoven: RIVM.

Peeters, D., Lanting, C. I., Wouwe, J. P. K. van. (2015). *Peiling melkvoeding van zuigelingen 2015*. Leiden: TNO.

Postma-Smeets, A., & Stafleu, A. (2016). *Borstvoeding. factsheet*. Den Haag: Voedingscentrum. www.voedingscentrum.nl.

Rossum, C. T. M. van, et al. (2016). *The diet of the Dutch results of the first two years of the Dutch national food consumption survey 2012–2016*. RIVM Letter report 2016-0082.

Stadermann, M., Meijer, Y., & Klok, T. (2017). *Vroege introductie van hoog-allergene voeding bij zuigelingen ter preventie van voedselallergie*. NVK. http://www.nvk.nl/Kwaliteit/Standpunten.aspx.

Sprikkelman, A. B., Vlieg-Boerstra, B. J., Hendriks, T., et al. (2012). Richtlijn diagnostiek van koemelkallergie bij kinderen in Nederland. *NVK*. Beschikbaar op www.nvk.nl.

Tabbers, M. M., Boluyt, N., & Venmans, L. M. A. J. (2012). Richtlijn gastro-oesofageale reflux(ziekte) bij kinderen van 0–18 jaar. *NVK*.

Toit, G. du, Meyer, R., Shah, N., et al. (2010). Identifying and managing cow's milk protein allergy. *Archives of Disease in Childhood Education and Practice 2010, 95*(5), 134–144.

Tolboom, J. J. M., & Binsbergen, J. J. van (2007). Voeding van het jonge kind. In P. J. E. Bindels & C. M. F. Kneepkens (Red.), *Kindergeneeskunde. Reeks praktische huisartsgeneeskunde*. Houten: Bohn Stafleu van Loghum.

Voedingscentrum (2016). *De schijf van vijf*. Den Haag: Voedingscentrum.

Waardenburg, D. van (2017). Vetten. In K. F. M. Joosten, D. van Waardenburg, C. M. F. Kneepkens (Red.), *Werkboek voeding voor zieke kinderen* (pag. 44–47). Amsterdam: VU University Press.

World Health Organization (WHO) (1985). *Energy and protein requirements. Technical Report Series no. 724*. Geneva: World Health Organization.

Wierdsma, N. (2015). Functionele diarree (peuterdiarree). In Artsenwijzer Diëtetiek. *NVD*. www.artsenwijzerdietetiek.org. Geraadpleegd december 2017.

Winter, J. P. de, Joosten, K. F. M., IJland, M. M., et al. (2011). Nieuwe Nederlandse richtlijn voor vitamine K-toediening aan voldragen pasgeborenen. *Nederlands Tijdschrift voor Geneeskunde, 155*, A936.

Wood, R. A. (2003). The natural history of food allergy. *Pediatrics, 111*, 1631–1637.

www.babyfriendlynederland.nl geraadpleegd februari 2018.

Hoofdstuk 2
Eetstoornissen

Augustus 2018

L. Libbers

Samenvatting Eetstoornissen, zoals anorexia nervosa, boulimia nervosa en de eetbuistoornis, zijn ernstige psychiatrische aandoeningen. Diverse factoren spelen een rol bij het ontstaan. Een eetstoornis begint vaak in de puberteit en het betreft meestal vrouwen. Bij anorexia nervosa staat de angst om in gewicht aan te komen centraal. Door extreem lijnen, soms in combinatie met andere gewichtsverminderende maatregelen zoals overmatig bewegen of braken, ontstaat ondergewicht met allerlei mogelijke lichamelijke complicaties. Behandeling (motivering, voedingstherapie, cognitieve gedragstherapie) wordt bemoeilijkt doordat de patiënten (de ernst van) de ziekte ontkennen. Bij boulimia nervosa worden eetbuien gevolgd door compensatiegedrag, meestal braken of laxeren. Bij de eetbuistoornis heeft de patiënt ook eetbuien, maar worden deze niet gecompenseerd. Omdat de patiënten zich schamen, bestaat de stoornis vaak lang in het geheim. Naast cognitieve gedragstherapie kan medicatie van waarde zijn. De diëtist speelt in de behandeling een belangrijke rol. Het opbouwen van een goede werkrelatie met de patiënt is cruciaal.

2.1 Inleiding

Eetstoornissen zijn ernstige psychiatrische aandoeningen met vaak ernstige gevolgen op zowel lichamelijk als op psychisch gebied. Te denken valt aan tekorten aan voedingsstoffen of serieuze, somatische gevolgen, zoals verlaagde bloeddruk, grote kans op botontkalking, hartritmestoornissen, afwijkende bloedglucosewaarden of elektrolyten (bijvoorbeeld kaliumtekort). Psychische gevolgen kunnen zijn: depressiviteit of dwang- en angstklachten. De bekendste eetstoornissen zijn anorexia nervosa en boulimia nervosa.

L. Libbers (✉)
Hengelo, Nederland

© Bohn Stafleu van Loghum is een imprint van Springer Media B.V., onderdeel van Springer Nature 2018
M. Former et al. (Red.), *Informatorium voor Voeding en Diëtetiek*,
https://doi.org/10.1007/978-90-368-2165-0_2

Eetstoornissen zijn in de DSM-5 conform de zogenoemde levensloopbenade-
ring voedingsstoornissen en eetstoornissen samengebracht in een nieuw hoofdstuk
'Voedings- en eetstoornissen'. Vergeleken met de DSM-IV is het aantal officieel
erkende eetstoornissen uitgebreid met de eetbuistoornis, ook wel 'binge eating
disorder' (BED) genoemd. In de plaats van de categorie voedingsstoornissen op
zuigelingen- of vroege kinderleeftijd wordt nu gesproken over de vermijdende/res-
trictieve voedselinnamestoornis. Het hoofdstuk 'Voedings- en eetstoornissen' in de
DSM-5 beschrijft de verschillende typen eetstoornissen en de diagnostische criteria (Hoek en Elburg 2014). Kern van de psychopathologie van eetstoornissen is de
focus op gewicht, eten en het lichaamsbeeld (Fairburn et al. 2003).

De ernst van eetstoornissen komt ook duidelijk naar voren waar het gaat om
diagnostiek en behandeling. Zowel onderdiagnostiek als onderbehandeling komen
voor waar het gaat om deze aandoeningen. Voege herkenning is van groot belang,
omdat de prognose verbetert bij een kortere ziekteduur. Tegelijkertijd is dit vaak
lastig, omdat iemand met een eetstoornis zelf niet snel hulp zoekt voor de eetstoornis, maar alleen voor de bijkomende gezondheidsproblemen. Dit wordt vaak
gezien als ontkenning van (de ernst van) de ziekte. Zo eenvoudig ligt het echter
niet (Muise et al. 2003).

Eetstoornissen worden vaak niet opgemerkt door huisartsen of niet-gespecialiseerde
zorgprofessionals. Patiënten worden niet altijd goed verwezen en willen zelf soms ook
niet verwezen worden naar de geestelijke gezondheidszorg. Bij jongeren speelt daarbij
mogelijk nog mee dat ouders niet goed bekend zijn met wat een eetstoornis inhoudt.
Zij herkennen de symptomen niet of kampen zelf met eetproblemen. Adequate hulp
laat dan soms lang op zich wachten.

Hoewel al sinds eind 19e eeuw patiënten met een eetstoornis zijn beschreven,
heeft de belangstelling voor deze groep pas de laatste vijftig jaar een grote vlucht
genomen. Het lijkt waarschijnlijk dat deze toenemende belangstelling vooral te
maken heeft met een betere en vroegtijdige herkenning. In dit hoofdstuk wordt
aandacht besteed aan anorexia nervosa, boulimia nervosa en de eetbuistoornis. De
andere eetstoornissen worden kort aangestipt, maar in dit hoofdstuk verder niet
besproken.

2.2   Pathofysiologie

Eetstoornissen zijn aandoeningen waarbij de focus is gericht op het gewicht, eten
en niet-eten en het lichaamsbeeld. Een eetstoornis begint vaak met een poging om
te gaan lijnen. De patiënt met een eetstoornis probeert door allerlei maatregelen
het gewicht omlaag te krijgen. Bij aanvang van het lijnen kan er sprake zijn van
(licht) overgewicht, maar ook een normaal gewicht of ondergewicht komen voor.
Als gevolg van de eetstoornis kan het gewicht nog verder dalen, het kan omhoog-
gaan tot, soms fors, overgewicht of het gewicht kan schommelingen vertonen.

2.3 Prevalentie en incidentie

Eetstoornissen komen in alle lagen van de bevolking voor. Het werd lange tijd gezien als een typisch westers ziektebeeld, maar ook in niet-westerse landen komen verschillende vormen van eetstoornissen voor. Het komt voor bij mannen en vrouwen en ook in alle leeftijdsgroepen. De grootste patiëntengroep betreft echter jonge vrouwen (Smink et al. 2013). In dit hoofdstuk wordt daarom de patiënt met 'zij' aangegeven.

De 'lifetime'-prevalentie van anorexia nervosa wordt op 1–4 % van alle vrouwen geschat. Hetzelfde cijfer geldt ook voor de eetbuistoornis. Voor boulimia nervosa wordt de 'lifetime'-prevalentie op 1–2 % van alle vrouwen geschat. 'Lifetime'-prevalentie geeft het aantal patiënten aan dat op enig moment in hun leven te maken krijgen met deze aandoening.

Voor jongens en mannen liggen de cijfers lager en wordt het risico op het krijgen van anorexia nervosa geschat op 0,16–0,3 %, voor boulimia nervosa op 0,1–0,5 % en voor de eetbuistoornis op 1–3 % (Smink et al. 2013). De incidentie, het aantal nieuwe gevallen van een ziekte per tijdseenheid, is van anorexia nervosa ongeveer 7.000, voor boulimia nervosa is dat 22.000 en voor de eetbuistoornis is dat 90.000.

Hoewel eetstoornissen op elke leeftijd kunnen ontstaan, beginnen anorexia en boulimia nervosa vaak op jonge leeftijd, in de adolescentie of jongvolwassenheid. De leeftijd waarop een eetstoornis begint, lijkt steeds lager te worden en een kind van 8 jaar met anorexia nervosa is geen uitzondering meer.

Ook de eetbuistoornis kan beginnen op jongvolwassen leeftijd, maar kan zich ook op middelbare leeftijd voor het eerst voordoen. Alle eetstoornissen komen ook op oudere leeftijd voor en met name de periode rond de menopauze vormt een risico.

2.4 Pathologisch eetgedrag

Vrijwel altijd begint een eetstoornis met een lijnpoging. Het maakt daarbij niet uit of de patiënt van tevoren overgewicht had, of er sprake was van een normaal gewicht of ondergewicht. Vaak leidt het verloren gewicht tot complimenten uit de omgeving, die de patiënt stimuleren hiermee door te gaan. Het lijnen kan dan een eigen leven gaan leiden; patiënten geven ook vaak aan dat het lijkt alsof ze niet meer konden stoppen met lijnen. Het komt ook voor dat na een periode van ziekte waarin iemand veel is afgevallen, eenzelfde beeld ontstaat. Soms is er een duidelijke, maar voor de patiënt niet altijd herkenbare, psychologische reden aanwijsbaar. Het lijnen voelt soms als iets waar de patiënt goed in is, als iets waar zij de controle over heeft. Bij patiënten die vaak al onzeker zijn, wordt dit gevoel door de eetstoornis nog meer versterkt. Er kan dan een vicieuze cirkel ontstaan: de patiënt is niet tevreden met haar gewicht en wil nog meer afvallen. Ieder grammetje eraf maakt dat ze zich beter voelen. Patiënten zijn bang om weer in gewicht aan te komen en bang om 'dik' te worden.

Het komt voor dat de periode van lijnen slechts korte tijd wordt volgehouden. Er kunnen dan eetbuien ontstaan, waarbij grote hoeveelheden voedsel in korte tijd naar binnen worden gewerkt. Tijdens zo'n eetbui heeft de patiënt het gevoel niet meer te kunnen stoppen met eten, een gevoel van controleverlies. Eetbuivoedsel bestaat vaak uit voedingsmiddelen die de patiënt zichzelf tijdens de lijnperiode verboden heeft, vaak zoete en vette producten. Maar ook komt het voor dat er tijdens een eetbui gezonde producten worden genuttigd.

Vaak wordt een eetbui nadien gecompenseerd. Patiënten proberen het strenge lijnen weer op te pakken of gaan overmatig bewegen om energie te verliezen. Compenseren gebeurt meestal door het voedsel uit te braken of door het gebruik van grote hoeveelheden laxeermiddelen, dieetpillen of de 'fatburners'. Omdat patiënten bang zijn om in gewicht aan te komen, blijven zij volharden in het rigide eetgedrag. Vaak ontstaan hele rituelen rondom het eten: voedsel wordt in bepaalde hoeveelheden verdeeld, mag alleen gegeten worden op een bepaald tijdstip en in een bepaalde volgorde en de patiënt is bij voorkeur alleen tijdens het eten. Patiënten tellen calorieën en staan zichzelf vaak zeer kleine hoeveelheden energie per dag toe. Eten zij meer dan wat ze zichzelf hebben toegestaan, dan is hun hele dag verpest. Soms leidt dit tot een eetbui, soms tot nog strengere regels voor zichzelf.

Omdat eetstoornissen niet altijd opvallen, wordt de diagnose soms gemist en kan een behandeling lang achterwege blijven. Het komt vaak voor dat mensen met een eetstoornis pas na jaren hulp zoeken voor hun eetstoornis, sommigen komen zelfs nooit in zorg. Voor jongens en mannen kan de schaamte om een vrouwenziekte te hebben de drempel om hulp te zoeken extra verhogen. Dit geldt overigens ook voor patiënten die kampen met fors overgewicht en verwachten niet serieus te worden genomen.

Het optreden van bijkomende gezondheidsproblemen kan een aanleiding vormen om hulp te zoeken. Voor patiënten met eetbuistoornis of boulimia nervosa is het niet (nog meer) willen aankomen de aanleiding om hulp te zoeken. Ook zoeken patiënten hulp voor klachten die vaak gepaard gaan met een eetstoornis, zoals faalangst en een verlaagd zelfbeeld. Hierbij wordt niet altijd het verband met de eetstoornis gelegd (Meije et al. 2016).

Eetstoornissen lijken op elkaar en kunnen elkaar voor een deel overlappen. De strikte indeling in diagnostische classificaties volgens de DSM-5 doet mogelijk geen recht aan deze overlap tussen verschillende eetstoornissen. Patiënten met anorexia nervosa kunnen ook eetbuien ontwikkelen, hoewel dit de voornaamste kenmerken zijn van boulimia nervosa en de eetbuistoornis. Patiënten met anorexia nervosa kunnen in een later stadium van de ziekte boulimia nervosa ontwikkelen of andersom. Ook komt het voor dat patiënten gedurende de tijd dat zij een eetstoornis hebben aan alle diagnoses geleden hebben, zij het na elkaar. Behandeling gebaseerd op een transdiagnostisch model kan hieraan tegemoet komen: de kern van de eetstoornispathologie wordt behandeld en er wordt gekeken naar de overeenkomsten tussen de eetstoornissen (Fairburn et al. 2003).

Bij het vermoeden van een eetstoornis zijn klinisch onderzoek en het zorgvuldig uitvragen van de symptomen van belang. Om een diagnose te kunnen stellen, wordt ook nader onderzoek gedaan naar de ernst, de aard en het beloop van de eetstoornis. Opvallend is dat meisjes en vrouwen sneller een diagnose krijgen dan jongens en mannen, omdat een eetstoornis vaak nog als een vrouwenziekte wordt gezien. Bij twijfel over diagnostiek wordt aangeraden om consultatie of advies van een gespecialiseerde collega of andere hulpverlener in te roepen. Dit is zeker van belang als er sprake is van complexe diagnostiek, somatische of psychiatrische comorbiteit, twijfels over de juiste behandeling of terugval.

In de diagnostiek van boulimia nervosa of eetbuistoornis vindt eveneens onderzoek plaats naar karakteristieke symptomen van de eetstoornis. Daarbij wordt gekeken naar het typische gedrag, waaronder de eetbuien, compensatiegedrag, dieetrestricties, lijnen en overmatige beweging. Wat ook voorkomt, is gebruik van dieetpillen en fatburners. Soms wordt bij mensen met diabetes misbruik van insuline gezien. Ook komt het voor dat er gebruik wordt gemaakt van drugs om af te slanken.

Gevolgen van eetstoornissen Eetstoornissen geven een aanzienlijk verlies van kwaliteit van leven. De gevolgen kunnen zich uitstrekken over alle levensgebieden: school, werk, gezin en familie, sociaal leven. Eén op de vier patiënten met anorexia nervosa heeft betaald werk. Ongeveer de helft van de patiënten met boulimia nervosa en de eetbuistoornis ondervindt problemen op het gebied van sociale relaties, zoals werk en een partnerrelatie. Vrouwen met een eetstoornis zijn vaker ongewild kinderloos, doen vaker een beroep op fertiliteitsbehandeling en hebben meer moeite met de zorg voor hun kinderen. Wat het nog extra bemoeilijkt, is dat deze problemen kunnen bijdragen aan een intergenerationele overdracht van eetstoornissen. Mensen met een eetstoornis kunnen lijden onder hun schaamte en dwangmatigheid, gebruiken trucs en uitvluchten in hun sociale relaties en kunnen een hekel aan zichzelf hebben als het niet lukt om zich aan bepaalde voornemens te houden. De belasting voor de direct betrokken mantelzorgers, onder wie ouders, partners en andere familie, is erg hoog. Gemiddeld besteden zij 24 uur per week aan zorg voor hun familielid met een eetstoornis.

Soms is een eetstoornis dodelijk. Anorexia nervosa leidt het vaakst van alle psychische aandoeningen tot de dood. Per tien jaar overlijdt 5 % van de patiënten met anorexia nervosa; één op de vijf door zelfdoding. Andere oorzaken van overlijden zijn de gevolgen van het gebrek aan voeding en somatische complicaties. Per tien jaar overlijdt 2 % van de patiënten met boulimia nervosa; ook hier één op de vijf door zelfdoding (APA 2014).

Zoals vermeld, komt niet elke patiënt in behandeling. Behandeling van eetstoornissen leidt bij ongeveer de helft van de patiënten tot volledig herstel. Mannen met anorexia nervosa lijken sneller te herstellen dan vrouwen met deze aandoening.

Over het natuurlijk beloop van de eetbuistoornis kan nog weinig worden gezegd omdat deze eetstoornis nog niet zo lang als diagnose in de DSM-5 is opgenomen.

Uit onderzoek naar de behandeling van boulimia nervosa is gebleken dat indien gebruik wordt gemaakt van wachtlijstgroepen of andere condities gedurende de wachttijd, ook een gedeelte van deze patiënten herstelt zonder dat zij actieve behandeling krijgen (Hay en Bacaltchuk 2001).

Bij het meten van ziektelast wordt vaak het begrip DALY(Disability-Adjusted Life Years) gebruikt. Gebleken is dat eetstoornissen onder vrouwen van 15–19 jaar in landen met hoge inkomens, qua ziektelast, op de twaalfde plaats staan in een lijst met meer dan 300 lichamelijke en psychische ziekten. Uiteraard heeft dit gevolgen voor de kwaliteit van leven voor deze patiëntengroep (Erskine et al. 2016).

Vaak wordt obesitas ook als eetstoornis beschouwd. Obesitas is volgens DSM-5 echter geen psychiatrische stoornis. Er bestaat wel een verband tussen eetbuistoornis en obesitas, evenals tussen obesitas en een depressie.

2.4.1 Klinische verschijnselen en diagnostiek anorexia nervosa

De belangrijkste kenmerken van anorexia nervosa zijn een laag lichaamsgewicht en verstoord lichaamsbeeld. Patiënten vinden en voelen zich vaak dik, terwijl ze heel mager zijn. Zij zijn bang voor gewichtstoename en vertonen gedrag dat gewichtstoename voorkomt, bijvoorbeeld dwangmatig bewegen of laxeermiddelen gebruiken.

Volgens de DSM-5 wordt de ernst van de stoornis bepaald door de Body Mass Index (BMI). Voor volwassenen geldt: een BMI gelijk aan of hoger dan 17 en onder 18,5 is licht; een BMI lager dan 15 is zeer ernstig.

Anorexia nervosa (AN)
In dit kader staan de criteria die voor het stellen van de diagnose anorexia nervosa gehanteerd worden volgens het, in de psychiatrie, meest gebruikte classificatiesysteem, de *Diagnostic and Statistical Manual of Mental Disorders,* de DSM-5.

A. Het beperken van de energie-inname ten opzicht van de energiebehoefte, resulterend in een significant te laag lichaamsgewicht voor de leeftijd, de sekse, de groeicurve en de lichamelijke gezondheid. *Een significant te laag gewicht* wordt gedefinieerd als een gewicht dat lager is dan het minimale normale gewicht of, bij kinderen en adolescenten, een lager gewicht dan wat minimaal wordt verwacht.

B. Een intense vrees om aan te komen of dik te worden, of persisterend gedrag dat gewichtstoename verhindert, zelfs al heeft de betrokkene een significant te laag gewicht.

C. Een stoornis in de manier waarop de betrokkene zijn of haar lichaams-gewicht of lichaamsvorm ervaart, een onevenredig grote invloed van het lichaamsgewicht of de lichaamsvorm op het oordeel over zichzelf, of persisteren in het niet onderkennen van de ernst van het actuele lage lichaamsgewicht.

Bij anorexia nervosa is altijd sprake van gewichtsverlies of het achterblijven in groei wanneer groei verwacht wordt bij jongeren. Bij jongeren in de groei wordt vaak gebruikgemaakt van groeitabellen. Er is sprake van angst om in gewicht toe te nemen, wat zich uit in het vermijden van energierijke producten. Soms durven patiënten bijna niets meer te eten, omdat ze bang zijn ergens van aan te komen.

De patiënten hebben vaak een verstoord lichaamsbeeld, zien zichzelf als dik, terwijl zij broodmager zijn. Soms is dit verschijnsel niet zo duidelijk aanwezig, maar is er wel een preoccupatie met het gewicht. Het gewicht wordt uiterst belang-rijk gemaakt en de stemming wordt door de weegschaal bepaald. Sommige pati-enten durven niet meer op een weegschaal te gaan staan, anderen wegen zich vele malen per dag. Sommigen ontwikkelen rituelen rond eten (boterham in 36 stukjes snijden, in bepaalde volgorde eten enz.), anderen tellen vooral calorieën. Het leven wordt op den duur geheel door het denken aan eten en gewicht bepaald.

Vrouwen met anorexia nervosa menstrueren niet meer, wat door velen van hen als prettig wordt ervaren. Bij vrouwen die de anticonceptiepil gebruiken, is de ont-trekkingsbloeding wel aanwezig, waardoor niet altijd duidelijk is of er nog men-struatie plaatsvindt. Verder ontstaan geleidelijk allerlei lichamelijke klachten en verschijnselen die passen bij ondergewicht en verminderde voedselinneming.

Anorexia nervosa: belangrijkste lichamelijke gevolgen

- cachexie (uitputting)
- osteoporose
- verlaagd basaalmetabolisme
- vertraagde maaglediging
- vertraagde hartslag
- obstipatie
- verlaagde bloeddruk
- verlaagd aantal witte bloedcellen
- hartritmestoornissen
- verlaagd aantal rode bloedcellen
- koude, slecht doorbloede extremiteiten
- hypoglykemie

- leverfunctiestoornissen
- lanugo (donsbeharing)
- nierfunctiestoornissen
- amenorroe

Uitgebreid onderzoek naar de patiënt en haar persoonlijke omstandigheden is noodzakelijk om een juiste diagnose te bevestigen en voor eventuele comorbide medische of psychiatrische diagnoses. Een goede diagnostiek is ook van belang om medische en psychiatrische risico's te kunnen inschatten.

In de diagnostiek wordt verder gekeken naar gedachten die betrekking hebben op de overwaardering van gewicht en lichaamsvorm, lichaamsbeeld en preoccupatie met voedsel. Geadviseerd wordt een grondige medische anamnese inclusief bloedonderzoek uit te voeren. Van belang is ook om navraag te doen naar eventuele perioden waarin andere symptomen van een eetstoornis aanwezig waren. Dit geldt met name bij een verleden van anorexia nervosa, omdat er enige aanwijzingen zijn voor een verhoogde kans op terugval en slechtere uitkomsten bij deze patiënten (Hay et al. 2014).

Bedenk daarbij dat het verzamelen van diagnostische informatie een continu proces is. Het uitgebreide initiële onderzoek bij volwassenen bevat in elk geval een grondige anamnese naar de verscheidene symptomen van anorexia nervosa en onderzoek naar medische complicaties en het risico hierop. Belangrijk is ook om te vragen naar eetbuien en compensatiegedrag, omdat deze ook bij anorexia nervosa kunnen voorkomen. Bij het onderzoek dienen ook belangrijke anderen, zoals partners, andere familieleden en andere zorgprofessionals, te worden betrokken. Omdat patiënten vaak een beperkt of geen ziektebesef en inzicht in de ernst van de symptomen hebben, kan dit de diagnostiek van anorexia nervosa bemoeilijken. Bij een vermoeden van anorexia nervosa bij kinderen en jeugdigen wordt uitgebreid onderzoek gedaan naar psychologische en fysieke signalen en symptomen.

Diagnostisch onderzoek vindt plaats in een team met expertise op het gebied van de psychiatrische diagnose, medicatie en diëtetiek. Bij kinderen en jeugdigen is het betrekken van de familie of verzorgers van groot belang, tenzij hier een contra-indicatie voor is zoals een veiligheidsrisico in het geval van misbruik of huiselijk geweld. Het diagnostisch onderzoek houdt rekening met de ontwikkelingsfase van het kind. Psychologisch onderzoek richt zich op de eetstoornissymptomen en comorbide psychiatrische symptomen (APA 2014).

2.4.2 Klinische verschijnselen en diagnostiek boulimia nervosa

De belangrijkste kenmerken voor boulimia nervosa zijn regelmatig voorkomende eetbuien en inadequaat compensatiegedrag, bijvoorbeeld zelfopgewekt braken, gebruik van laxeermiddelen of excessief bewegen. Het hebben van een eetbui die vervolgens gecompenseerd wordt, komt gemiddeld minstens één keer per week voor gedurende drie maanden. Een eetbui is het in korte tijd eten van een grote hoeveelheid voedsel, die significant groter is dan andere mensen onder vergelijkbare omstandigheden zouden eten, waarbij controleverlies wordt ervaren door de betrokkene.

Patiënten met boulimia nervosa hebben net als mensen met anorexia nervosa een verstoord lichaamsbeeld, maar hun gewicht is meestal normaal, hoewel onder- en overgewicht ook voor kunnen komen. Boulimia nervosa is daarom vaak niet aan de buitenkant te zien.

De ernst van de stoornis wordt volgens de DSM-5 bepaald door de frequentie van het inadequate compensatiegedrag. Een frequentie van 1–3 keer per week is licht ernstig; 14 keer of meer per week is zeer ernstig.

Boulimia nervosa

In dit kader staan de criteria die voor het stellen van de diagnose boulimia nervosa gehanteerd worden volgens het, in de psychiatrie, meest gebruikte classificatiesysteem, de *Diagnostic and Statistical Manual of Mental Disorders,* de DSM-5 (APA 2014).

A. Recidiverende eetbui-episoden. Een eetbui-episode wordt gekenmerkt door beide volgende kenmerken:
   1. Het in een afzonderlijke tijdsperiode (bijvoorbeeld binnen een periode van twee uur) eten van een hoeveelheid voedsel die beslist groter is dan die de meeste mensen binnen dezelfde tijd, onder vergelijkbare omstandigheden zouden eten.
   2. Het gevoel tijdens de episode geen beheersing te hebben over het eten (de betrokkene heeft bijvoorbeeld het gevoel niet te kunnen stoppen met eten, of niet te kunnen beheersen wat en hoeveel hij of zij eet).
B. Recidiverend inadequaat compensatoir gedrag om gewichtstoename tegen te gaan, zoals zelfopgewekt braken, misbruik van laxantia, diuretica of andere medicatie, vasten of overdadige lichaamsbeweging.
C. Zowel de eetbuien als het inadequate compensatoire gedrag doen zich gedurende drie maanden gemiddeld minstens eenmaal per week voor.
D. De lichaamsvorm en het lichaamsgewicht hebben een onevenredig grote invloed op het oordeel over zichzelf.
E. De stoornis treedt niet uitsluitend op tijdens episoden van anorexia nervosa.

Patiënten met boulimia nervosa hebben veel last van hun gedrag, maar kunnen het niet veranderen. Aan het uiterlijk van deze patiënten is vaak niets te zien, waardoor ze jarenlang in stilte kunnen lijden. De stoornis wordt vaak verborgen gehouden en de eetbuien vinden plaats in het geheim. Het kan vele jaren duren voordat een patiënt hulp vraagt. Schaamte weerhoudt de patiënt ervan het geheim te delen met anderen en de omgeving merkt vaak niets.

Het compenseren van de eetbuien door middel van braken, laxeermiddel- of diureticamisbruik is niet alleen weinig effectief (er gaat vooral vocht verloren), maar kan ook leiden tot ernstige lichamelijke complicaties, waaronder elektrolytstoornissen, waarvan hypokaliëmie de gevaarlijkste is. Dit kan leiden tot hartritmestoornissen die de dood tot gevolg kunnen hebben. Soms leiden de lichamelijke klachten en afwijkingen tot ontdekking van de stoornis. Het komt soms voor dat een tandarts de diagnose ontdekt door de gebitsschade.

Boulimia nervosa: belangrijkste lichamelijke gevolgen

- vergroting van de speekselklieren
- keelpijn
- beschadigd tandglazuur
- slokdarmontsteking
- diarree
- obstipatie
- vertraagde darmpassage
- elektrolytenafwijkingen, met name verlaagd kalium
- stoornis in water- en zouthuishouding
- hartritmestoornissen
- acute hartdood
- oedeem
- nierfunctiestoornissen

2.4.3 Klinische verschijnselen en diagnostiek eetbuistoornis

Over de eetbuistoornis, of 'binge eating disorder' (BED), is minder bekend dan over anorexia nervosa en boulimia nervosa. Hoewel al vanaf 1950 een syndroom met eetbuien zonder compensatiegedrag werd beschreven, zijn pas in de bijlage van de vierde versie van de DSM onderzoekscriteria voor deze stoornis opgenomen. Dit wil zeggen dat de stoornis als apart ziektebeeld nadere bestudering behoeft. In de DSM-5 is de eetbuistoornis als aparte eetstoornis opgenomen.

De kenmerken voor BED zijn regelmatige eetbuien, die gemiddeld minstens één keer per week voorkomen, gedurende drie maanden. Een belangrijk verschil met boulimia nervosa is dat patiënten met een eetbuistoornis eetbuien hebben zonder het inadequate compensatoire gedrag. Daardoor hebben zij vaker overgewicht. Er dienen ten minste drie van vijf psychologische criteria aanwezig te zijn om de diagnose te kunnen stellen (zie kader).

De ernst van de stoornis wordt volgens de DSM-5 bepaald door de frequentie van de eetbuien. Een frequentie van 1 tot 3 eetbuien per week is licht ernstig; 14 of meer keer per week is zeer ernstig.

Eetbuistoornis (BED)

In het kader staan de criteria die voor het stellen van de diagnose eetbuistoornis gehanteerd worden volgens het, in de psychiatrie, meest gebruikte classificatiesysteem, de *Diagnostic and Statistical Manual of Mental Disorders,* de DSM-5 (APA 2014). Er dient aan drie van de vijf volgende criteria te zijn voldaan om de diagnose te kunnen stellen.

A. Recidiverende eetbui-episoden. Een eetbui-episode wordt gekenmerkt door beide volgende kenmerken:
1. Het in een afzonderlijke tijdsperiode (bijvoorbeeld binnen een periode van twee uur) eten van een hoeveelheid voedsel die beslist groter is dan die de meeste mensen binnen dezelfde tijd, onder vergelijkbare omstandigheden zouden eten.
2. Het gevoel tijdens de episode geen beheersing te hebben over het eten (de betrokkene heeft bijvoorbeeld het gevoel niet te kunnen stoppen met eten, of niet te kunnen beheersen wat en hoeveel hij of zij eet).
B. De eetbui-episoden hangen samen met drie (of meer) van de volgende kenmerken:
1. veel sneller eten dan normaal;
2. dooreten totdat een onaangenaam vol gevoel ontstaat;
3. grote hoeveelheden voedsel nuttigen zonder lichamelijke trek te hebben;
4. alleen eten uit schaamte over de hoeveelheid die de betrokkene nuttigt;
5. achteraf van zichzelf walgen, zich somber of erg schuldig voelen.
C. Er is sprake van een duidelijke lijdensdruk door de eetbuien.
D. De eetbuien komen gedurende drie maanden gemiddeld minstens eenmaal per week voor.
E. De eetbuien gaan niet gepaard met het recidiverend toepassen van inadequaat compensatoir gedrag, zoals bij boulimia nervosa, en treden niet uitsluitend op in het beloop van boulimia nervosa en anorexia nervosa.

Lijders aan de eetbuistoornis tonen bij onderzoek minder psychopathologische symptomen dan patiënten met boulimia nervosa, maar meer dan obese mensen zonder eetbuien. Als gevolg van het overgewicht dat patiënten met de eetbuistoornis hebben, bestaat er ook het risico op het ontwikkelen van daaraan gerelateerde somatische complicaties, zoals hypertensie, een te hoog cholesterolgehalte, diabetes mellitus type II of het metabool syndroom.

2.4.4 Klinische verschijnselen overige eetstoornissen

In de DSM-5 worden, naast de hierboven genoemde eetstoornissen, ook nog enkele andere voedings- en eetstoornissen onderscheiden. De eetstoornissen pica (consumeren van niet-eetbare dingen), ruminatiestoornis, purgeerstoornis, nachtelijk eetsyndroom, subklinische syndromen en niet nader gespecificeerde voedings- en eetstoornissen komen in de DSM-5 voor als voedings- en eetstoornissen. Een aparte categorie is er voor de vermijdende/restrictieve voedselinnamestoornis, waarvan de Engelstalige afkorting ARFID (avoidant/restrictive food intake disorder) veel gebruikt wordt (APA 2014).

Er bestaan nog andere stoornissen die gericht zijn op eten, zoals orthorexia nervosa, waarbij patiënten een sterke preoccupatie vertonen met gezond eten. Hoewel het gedrag van een patiënt met deze aandoening lijkt op anorexia nervosa, wordt orthorexia nervosa niet als een psychiatrische diagnose beschouwd en komt niet in de DSM-5 voor.

2.5 Etiologie

Eetstoornissen, vooral anorexia nervosa en boulimia nervosa, kunnen worden beschouwd als een spectrum van stoornissen, waarbij het in de kern draait om een hevige preoccupatie met eten en gewicht, een intens streven dun te zijn en dik zijn te voorkomen. Net zoals bij veel andere psychiatrische ziektebeelden is er geen eenduidige verklaring voor het ontstaan van eetstoornissen. De meeste aandacht gaat, ook door de belangstelling die de media voor eetstoornissen tonen, uit naar de zogenaamde sociaal-culturele factoren. Dit geeft echter geen goede weergave van de ingewikkeldheid van eetstoornissen weer, zoals ook uit onderzoek naar voren komt.

Bij eetstoornissen wordt vaak het bio-psycho-sociale model gehanteerd (Strober en Johnson 2012). Dit model bestaat al sinds het begin van de jaren 80 van de vorige eeuw en geeft weer dat anorexia nervosa een ingewikkeld ziektebeeld is, waarbij biologische, psychologische en sociale factoren een rol spelen in de etiologie en behandeling ervan.

De verschillende factoren zijn in allerlei onderzoek verder uitgediept. Enkele voorbeelden: anorexia nervosa als hersenziekte, de invloed van genen, stress van de ouders of neurochemische veranderingen als biologische factoren (Calderoni et al. 2013). Neurologische onderzoeken laten echter wel verschillen zien tussen anorexiapatiënten en gezonde controles, maar het is dan niet altijd duidelijk wat de betekenis is van een verschil (Calderoni et al. 2013).

Biologische factoren Genetisch onderzoek naar eetstoornissen staat nog in de kinderschoenen. Het gen stathmine (STMN1) op chromosoom 1 blijkt een verband te houden met het ontstaan van anorexia nervosa en het voorkomen van angst bij onderzoek onder muizen en onder mensen. Later onderzoek heeft dit verband niet kunnen bevestigen (Slof-Op 't Landt et al. 2011). Andere onderzoekers wijzen erop dat er misschien minder naar de genen dient te worden gekeken en meer naar de effecten van de sociale omgeving op de genetische erfenis (Toyokawa et al. 2012).

Socioculturele factoren Er zijn talloze studies verricht naar de etiologie van anorexia nervosa (Polivy en Herman 2002). Met name is er aandacht besteed aan socioculturele factoren; eetstoornissen komen veel voor in culturen waar een overvloed aan voedsel aanwezig is. Slechts een klein percentage van de mensen dat in een dergelijke cultuur opgroeit, ontwikkelt een eetstoornis. Andere socioculturele factoren zijn een maatschappij, waarin dunheid een belangrijk ideaalbeeld is, en de druk vanuit peergroepen zoals vrienden of klasgenoten (Polivy en Herman 2002). Voor het slankheidsideaal als etiologische factor blijkt veel steun te zijn, hoewel dit niet empirisch ondersteund kan worden (Stice 2002). Wel bestaan er psychosociale factoren die een rol kunnen spelen bij de etiologie van anorexia nervosa. Genoemd worden gezinsproblemen, een laag zelfbeeld, stress en een veeleisende omgeving (Carretero-García et al. 2012).

Psychologische factoren Gezinsfactoren die van invloed zouden zijn op het ontwikkelen van anorexia nervosa zijn veelvuldig beschreven, maar geven geen antwoord op de vraag op welke manier zulke factoren leiden tot een eetstoornis (Bryant-Waugh et al. 1988; Polivy en Herman 2002; Carretero-García et al. 2012). Dit is vergelijkbaar met individuele factoren die gezien worden als oorzaak van anorexia nervosa. Zo lijkt seksueel misbruik een risicofactor te zijn voor het ontwikkelen van psychopathologie, maar blijkt er alleen een rechtstreeks verband te bestaan tussen emotioneel misbruik en dus niet seksueel misbruik in de jeugdjaren en eetpathologie (Polivy en Herman 2002).

Een psychologische risicofactor die een duidelijk verband heeft met eetpathologie is het hebben van een negatieve gemoedstoestand. Er blijkt een causaal verband te zijn tussen een negatieve gemoedstoestand en lichaamsontevredenheid en calorie-inname, met name het hebben van eetbuien. Daarbij komt dat ontevredenheid met het eigen lichaam op zichzelf een risicofactor is voor het ontwikkelen van een eetstoornis (Stice en Shaw 2002). Een andere factor is perfectionisme, hoewel dit verband een stuk kleiner is dan een negatieve gemoedstoestand (Stice 2002).

Persoonlijkheidskenmerken Qua persoonlijkheid gaat het bij anorexia nervosa vaak om aangepaste, subassertieve, conflictvermijdende vrouwen. De patiënten lijken hun eigen behoeften te zijn kwijtgeraakt en zich nog slechts tot de ander te kunnen richten. Zij voelen zich weinig waard en de anorexia nervosa wordt wel ervaren als een manier om controle over hun leven te kunnen uitoefenen. Zij voelen zich er sterk bij, vooral in de beginfase. Andere (hiermee en ook onderling samenhangende) psychologische verklaringen voor het ontstaan van eetstoornissen hebben te maken met de angst om volwassen te worden en het losmakingsproces van de ouders. Ook wordt anorexia nervosa wel gezien als een uiting van een autonomieconflict.

Boulimia nervosa gaat veelal samen met ander impulsief gedrag. Er is sprake van identiteitsproblematiek en er zijn nogal eens kenmerken van een borderline persoonlijkheidsstoornis. Dit betekent dat patiënten moeite hebben hun emoties te reguleren, vaak van stemming wisselen en nogal zwart-wit denken. Boulimiapatiënten hebben vaker dan gezonde controlepersonen een onveilige jeugd gekend met affectieve of pedagogische verwaarlozing, depressie of alcoholmisbruik bij ouders, scheiding van ouders en/of seksueel misbruik. Bij patiënten met een eetbuistoornis komen impulsiviteit en depressiviteit ook vaker voor, zeker als er ook sprake is van obesitas.

De indruk bestaat dat vrouwen met anorexia nervosa afkomstig zijn uit 'probleemloze', vaak nog volledige gezinnen. Er zijn veel beschrijvingen gepubliceerd van 'anorexiagezinnen'. Deze zouden gesloten zijn, conflicten zouden taboe zijn en de moeders uit deze gezinnen overbeschermend. Wetenschappelijk onderzoek levert geen bewijzen voor deze veronderstellingen, die in het verleden veel kwaad bloed hebben gezet bij door therapeuten beschuldigde ouders.

Uit onderzoek is inmiddels gebleken dat de familiegebaseerde therapie of een andere systeemtherapie, waaronder de meergezinsbehandeling, de behandeling van eerste keuze is.

Kinderen met anorexia nervosa zijn niet altijd erg duidelijk over hun angst voor gewichtstoename. Dit maakt anorexia nervosa bij jonge kinderen soms lastig te onderscheiden van de vermijdende/restrictieve voedselinnamestoornis. Vergeleken met anorexia en boulimia nervosa zijn kinderen met de vermijdende/restrictieve voedselinnamestoornis jonger, zijn ze al langer ziek, zijn het vaker jongens en is er vaker sprake van een comorbide somatische stoornis, zoals een voedselovergevoeligheid. Kinderen met de vermijdende/restrictieve voedselinnamestoornis hebben vaker een overgevoeligheid in het mondgebied en angst voor stikken. Kinderen met de vermijdende/restrictieve voedselinnamestoornis zijn wel vergelijkbaar met jongeren met anorexia nervosa wat betreft ondergewicht. Daar komt bij dat kinderen met de vermijdende/restrictieve voedselinnamestoornis vaker afhankelijk zijn van voedingssupplementen. Ook is er vaker sprake van ontwikkelingsstoornissen en angststoornissen, maar minder vaak van een depressie dan bij kinderen met anorexia nervosa.

2.6 Behandeling

De behandeling is per eetstoornis verschillend, hoewel er overlap kan lijken te bestaan. Van belang is een integrale, bij voorkeur multidisciplinaire zorg, die gericht is op het eetgedrag, gewicht, lichaamsbeleving en op algemene psychische problemen, zoals onzekerheid, angst en perfectionisme. Ook eventuele trauma's kunnen aan bod komen, evenals het functioneren in de maatschappij en binnen sociale relaties. Elke eetstoornis kent, wat de behandeling betreft, wel specifieke kenmerken die zich richten op de kenmerkende elementen van de betreffende eetstoornis.

2.6.1 Behandeldoelen

Bij de behandeling van anorexia nervosa is de medische stabilisatie van groot belang, evenals het uit de gevarenzone krijgen van de patiënt. Herstel van het eetgedrag is daarbij een onderdeel, maar niet voldoende om van herstel te kunnen spreken. Ook psychisch herstel en herstel van het sociaal functioneren dient meegenomen te worden. Ondanks de medische risico's die bij anorexia nervosa een rol spelen, heeft een ambulante behandeling, eventueel in de vorm van dagopnames, de voorkeur boven een klinische opname.

Bij de behandeling van boulimia nervosa en de eetbuistoornis is de zorg gericht op herstel van een normaal eetpatroon en het stoppen van compensatoir gedrag. Daarnaast richt de zorg zich op de gedachten en gevoelens van de patiënt ten opzichte van eten, het uiterlijk, het gewicht en de koppeling hiervan aan de zelfwaardering. Cognitieve gedragstherapie biedt de meeste evidentie voor een succesvolle behandeling.

2.6.2 Motiverende methodieken

Behandeling is onmogelijk zonder medewerking van de patiënt. Aan de eigenlijke behandeling gaat daarom vaak een proces van motivering vooraf, vooral bij de patiënten met anorexia nervosa voor wie de stoornis in emotioneel opzicht juist veel houvast biedt. Motivering betekent dat de worsteling tussen het verstand, dat wel inziet dat behandeling en dus aankomen in gewicht nodig is, en het gevoel dat dan alles wordt afgenomen, serieus wordt genomen. De moeite die patiënten hebben met hulp te vragen betekent dat een accepterende, vriendelijke houding van belang is om de drempel tot daadwerkelijke hulp niet onnodig te verhogen. Psycho-educatie kan helpen de patiënt een meer rationele afweging te laten maken. Veel patiënten met een eetstoornis blijken, hoewel zij veel over de ziekte hebben gelezen, merkwaardige ideeën te hebben over de werking van hun lichaam en de invloed van voedsel.

Ook voorlichting over het beloop en de gevolgen van de ziekte kunnen daarom motiverend werken. Informatie kan het best gedoseerd worden gegeven, waarbij discussie zoveel mogelijk vermeden dient te worden. Het kan zinvol zijn de patiënt de voor- en nadelen van de stoornis te laten opschrijven.

2.6.3 Gezamenlijke besluitvorming, autonomie en eigen regie

Juist bij patiënten met een eetstoornis, waar thema's als autonomie en controle zo'n belangrijke rol spelen, is het bieden van keuzes belangrijk. Dit kan gedaan worden in een 'shared decision making'-proces. 'Shared decision making' wil zeggen dat er sprake is van een gezamenlijke besluitvorming. Patiënten geven daarbij aan wat hun behoeften en wensen zijn en wat zij belangrijk vinden. Hulpverleners geven informatie over de behandeling aan de patiënt en eventuele naasten. Ook geven ze daarbij aan welke voor- en nadelen er aan een bepaalde behandeling kleven en wat de wetenschappelijke basis ervan is. Patiënten met een eetstoornis erkennen soms nauwelijks het bestaan van een probleem.

Soms kan het ziektebesef totaal ontbreken, waardoor gevaar dreigt. 'Shared decision making' kan dan vrijwel onmogelijk worden (Hay et al. 2014). Inzicht en motivatie, maar ook vaardigheden om zelf een actieve rol op zich te nemen in het herstelproces kunnen door deze problematiek van de eetstoornis (tijdelijk) beperkt zijn. Tegelijkertijd is het voor herstel essentieel dat de patiënt begrijpt en aanvaardt dat zij zelf met haar herstelproces aan de slag moet.

Omdat de problematiek of de ernst ervan vaak ontkend wordt en er niet altijd een duidelijke hulpvraag is, kan dit de behandeling voor de eetstoornis heel zwaar en ingewikkeld maken. De hulpverlener zal veel tijd, geduld en doorzettingsvermogen moeten hebben om de patiënt te motiveren voor het stellen van een hulpvraag en voor behandeling. Daarom is het van belang dat de hulpverlener ruime ervaring ontwikkelt in de behandeling van eetstoornissen.

Indien de motivatie bij de patiënt voldoende is, kunnen in overleg behandeldoelen worden vastgesteld. Van belang is daarbij dat wordt vastgehouden aan gewichtstoename (bij ondergewicht) en afbouw van eetbuien, braken en laxeermiddelenmisbruik (indien aanwezig). Bij alle eetstoornissen is normalisering van het eetpatroon een noodzakelijk streven voor genezing. Tijdens de afname van de eetstoornisverschijnselen en het aankomen in gewicht krijgen sommige patiënten meer last van eventueel onderliggende problematiek. Het is van belang hier aandacht aan te besteden, bijvoorbeeld in gesprekken met een psycholoog.

Behandeling gaat uit van een herstelgerichte zorgvisie. Bij jongeren dient tevens een ontwikkelingsgerichte visie te worden meegenomen. Hulpverleners dienen zich wel te realiseren dat bij ernstige somatische of psychiatrische problematiek, waarin bestrijding van ziekteverschijnselen of behandeling van een crisis op de voorgrond staat, de behandeling niet op zichzelf staat, maar onderdeel is van een breder en langer durend herstelproces. In uiterste situaties kan hierbij dwangbehandeling ingezet worden, bijvoorbeeld bij ernstige ondervoeding.

2.6.4   Behandelsetting

Bij voorkeur wordt de behandeling gegeven door een samenwerkingsverband van verschillende disciplines, waaronder een somatisch arts, psychiater, (klinisch) psycholoog, diëtist en verpleegkundige. Daarbij wordt één hulpverlener als regiebehandelaar aangewezen die zorgt voor afstemming van alle interventies binnen de behandelvisie.

2.6.5 Farmacotherapie

Over farmacotherapie bij de behandeling van eetstoornissen wordt steeds meer bekend, hoewel deze beperkt is. Het is met name risicovol wanneer psychofarmaca wordt voorgeschreven voor ernstige comorbide symptomen, omdat niet altijd duidelijk is of deze het gevolg zijn van een onderliggende stoornis of een gevolg zijn van de ondervoeding. Bij anorexia nervosa worden nog weleens SSRI's voorgeschreven (antidepressiva), maar deze zijn in de acute fase of als onderhoudsmedicatie niet geïndiceerd. Bij boulimia nervosa en eetbuistoornis zijn SSRI's echter effectief in het terugbrengen van de frequentie van eetbuien.

Een lage dosis antipsychotica, waaronder olanzapine, kan helpen om de irreële angst en het obsessief denken te verminderen, maar kent bij anorexia nervosa een groter risico op cardiale bijwerkingen. Bij kinderen en jeugdigen dienen antipsychotica uitsluitend door een gespecialiseerde kinder- en jeugdpsychiater te worden voorgeschreven. Bij boulimia nervosa en eetbuistoornis zijn antipsychotica niet geïndiceerd (Hay en Claudino 2012).

2.7 Voedingstherapie

2.7.1 Doel van de behandeling

Voedingstherapie is een belangrijk onderdeel van de behandeling van patiënten met eetstoornissen. De interventie is in eerste instantie gericht op het herstel van de voedingstoestand en het gewicht aan de hand van een volwaardig voedingspatroon. Voedingsinterventies zijn verder gericht op het normaliseren van het eetpatroon, met uitbreiding en variatie van aantal en soorten voedingsmiddelen. Ook voorlichting over een gezonde voedselkeuze en gezond eetgedrag is onderdeel van de voedingstherapie. Irrationele ideeën over voeding en voedingsmiddelen dienen ontzenuwd te worden. Patiënten met een eetstoornis hebben niet altijd, zoals vaak wel wordt aangenomen, een uitgebreide kennis van voeding. Het is van belang om voldoende aandacht te besteden aan voedingsvoorlichting. Als gevolg van toegenomen informatie over voeding via internet, die vaak diverse onjustheden bevat, lijkt het alsof patiënten goed op de hoogte zijn van voeding.

Vaak heeft de patiënt weinig kennis van de gevolgen van de eetstoornis voor de lichamelijke toestand. Het is belangrijk de patiënt te overtuigen van het feit dat een eetstoornis schadelijke gevolgen heeft. Indien er sprake is van purgeergedrag wordt informatie gegeven over de lichamelijke gevolgen en de (in)effectiviteit van gewichtsreducerende middelen. Stoppen met compensatiegedrag (zoals braken, laxeren, vasten, overmatig bewegen) en het voorkomen van terugval zijn andere belangrijke doelen in de behandeling (Hay et al. 2014).

De hulpvraag van de patiënt komt zelden overeen met het doel dat de diëtist in de behandeling nastreeft. De patiënt wil gewichtsverlies en de diëtist streeft naar gewichtsvermeerdering. Het is daarom belangrijk om de doelen af te stemmen voordat een behandeling wordt gestart. Patiënt en diëtist moeten op één lijn zitten wat betreft de behandeldoelen. Vaak hinkt de patiënt op twee gedachten: het oude voedingsgedrag handhaven en het oude voedingsgedrag verlaten. Aan beide kleven voor de patiënt voor- en nadelen. In zo'n geval moet eerst worden gewerkt aan voldoende motivatie. Voedingsinterventies blijken belangrijk voor gedragsverandering op lange termijn.

2.7.2 Gespreksvoering

Motivering Patiënten met een eetstoornis hebben een wisselende motivatie voor verandering. Veel patiënten lijken (de ernst van) hun ziekte te ontkennen of te bagatelliseren. Het is vaak lastig hen te motiveren voor behandeling. Motivatietechnieken zijn daarom een belangrijk onderdeel van de behandeling. Hierbij moet rekening worden gehouden met de fase van het veranderingsproces waarin de patiënt zich bevindt. In elke fase kunnen gerichte interventies worden toegepast. Het model 'Stages of Change' van Prochaska en Diclemente kan hierbij goed worden gebruikt. In dit model worden vijf motivatiefasen onderscheiden (Prochaska et al. 1992):

- *de precontemplatiefase*: de patiënt heeft geen interesse in verandering en ontkent dat er een probleem is;
- *de contemplatiefase*: de patiënt staat ambivalent tegenover de eetstoornis;
- *de preparatiefase*: de patiënt is bereid tot verandering;
- *de actiefase*: de patiënt is bereid de gestelde doelen na te streven en cognitieve gedragsverandering te bewerkstelligen;
- *de handhavingfase*: de patiënt heeft de behandeldoelen gerealiseerd.

Gesprekshouding en gesprekstechnieken De begeleiding van mensen met eetstoornissen vraagt deskundigheid van de diëtist, waarbij specifieke kennis en vaardigheden vereist zijn. De behandeling bestaat uit voedingsinterventies en psycho-educatie. Voorlichting heeft als doel zelfmanagement en adequaat copinggedrag van de patiënt te versterken, en dient op de behoeften van de patiënt te worden afgestemd. Elke patiënt heeft zijn eigen referentiekader en dit zal meespelen bij veranderingen in zijn (haar) eetpatroon en het volhouden ervan.

De houding van de diëtist wordt gekenmerkt door eerlijkheid en empathie. Het is voor de behandeling belangrijk dat er een vertrouwensrelatie ontstaat tussen patiënt en diëtist. Belangrijke basistechnieken zijn: open vragen stellen, actief luisteren, parafraseren, samenvatten, empathisch reflecteren op inhouds- en betrekkingsniveau, doorvragen en verbaal en non-verbaal begrip tonen. Specifieke gesprekstechnieken, zoals 'motivational interviewing' (motiverende gespreksvoering), kunnen gebruikt worden om bepaalde onderwerpen bespreekbaar te maken.

2.7.3 Voedingsanamnese

Een gerichte behandeling begint met een uitgebreide voedingsanamnese. Daarbij is het belangrijk dat de volgende onderwerpen aan bod komen: de voedingsgewoonten, het overeten en/of eetbuien, gewichtsbeperkende maatregelen, het gewichtsverloop en de lichaamsbeleving. Doelen van de eerste gesprekken zijn:

– een vertrouwensrelatie met de patiënt opbouwen;
– signaleren of er sprake is van een eetstoornis;
– bepalen van de ernst en duur van de eetstoornis;
– de voedingstoestand inschatten;
– inzicht krijgen in het eetpatroon van de patiënt.

Eetgewoonten Omdat de patiënt vaak uitgesproken ideeën over voeding heeft en strenge voedingsregels hanteert, is het van belang concreet navraag te doen naar de eetgewoonten. Zo is het belangrijk te vragen of de patiënt bepaalde producten niet eet vanwege de grote energiedichtheid en of er voedingsmiddelen zijn die angst oproepen of 'verboden' zijn.

Overeten/eetbuien Om patiënten meer inzicht te laten krijgen in hun voedingsgedrag kan een eetverslag worden gemaakt. Veel patiënten hebben problemen met het registreren van hun voedingsgedrag omdat dit te confronterend voor hen is. Het kan ook zijn dat zij dit al zo vaak hebben gedaan, dat het overeten tot een gewoonte is geworden en zij geen gedachten of gevoelens meer kunnen registreren. Een hulpmiddel hierbij kan het berekenen van de energetische waarde van een dagmenu en van een eetbui zijn.

Gewichtsbeperkende maatregelen Veel patiënten nemen maatregelen om het lichaamsgewicht te handhaven of te verlagen. De meest voorkomende methoden zijn braken, laxeren, overmatige lichaamsbeweging en (streng) lijnen. Omdat bepaalde gedragingen voor een patiënt zo 'normaal' zijn geworden, zal zij die niet zo snel als afwijkend benoemen. De enige manier om dit gedrag in kaart te brengen is door ernaar te vragen.

Gewichtsverloop en lichaamsbeleving Grote gewichtsfluctuaties kunnen wijzen op afwijkend eetgedrag en op compensatiegedrag. Veel patiënten maken zich buitengewoon grote zorgen om hun gewicht en uiterlijk. Het is daarom nuttig te vragen hoe vaak een patiënt zich weegt, te vragen naar het verloop van het gewicht en naar de betekenis van het gewicht en het uiterlijk.

Emotionele beleving van eten Wanneer de diëtist zich openstelt voor de belevingswereld van de patiënt, zal zij zich gemakkelijker uiten over emotionele aspecten van eten en niet-eten. Rituelen rondom eten, dieetregels en het gewenste extreem lage lichaamsgewicht kunnen hierdoor duidelijk worden.

Antropometrische gegevens De patiënt moet in elk geval aan het begin van de behandeling gewogen worden om vast te stellen of er sprake is van ondergewicht en welke ondergrens van het gewicht nog acceptabel is. Hoewel in de DSM-5 de BMI-grens is losgelaten, wordt in de praktijk bij het stellen van de diagnose anorexia nervosa vaak een ondergrens van BMI = 17,5 kg/m^2 aangehouden, rekening houdend met een (extreem) gewichtsverlies de maanden ervoor en een 'normaal' gewicht voordat de eetstoornis begon. Bij kinderen en jeugdigen (tot 18 jaar) met eetstoornissen kunnen beter groeitabellen worden gebruikt of de afkapwaarden voor ernstig ondergewicht bij jongeren van 2 tot 18 jaar, passend bij een BMI op 17- tot 18-jarige leeftijd. Geadviseerd wordt een groeicurve met longitudinale punten te reconstrueren, zodat een eventuele lengtegroeiafbuiging (zoals passend bij chronische ondervoeding) kan worden vastgesteld. Dit is belangrijk omdat bij jonge patiënten vaak geen sprake is van een ernstig gewichtsverlies, maar wel van een stagnatie van de verwachte gewichts- en lengtetoename.

Allereerst wordt dus veel informatie verzameld. Om te voorkomen dat de diëtist of de patiënt het overzicht verliest, moet de diëtist de informatie regelmatig samenvatten en structureren. Verder dient de diëtist aan het begin van de behandeling duidelijk te maken wat zij van de patiënt verwacht (bijv. het nakomen van afspraken) en zij dient de soms niet-reële verwachtingen van de patiënt te weerleggen.

Openheid in de samenwerking met de andere hulpverleners is van belang, informatie-uitwisseling is noodzakelijk.

2.7.4 Behandelplan

Na het verzamelen van informatie wordt samen met de patiënt en medebehandelaars een individueel behandelplan opgesteld. Hierbij is de haalbaarheid van de doelen van cruciaal belang. Behalve de individuele doelen op korte en lange termijn, moet het behandelplan het aantal en de duur van de consulten bevatten. Ook de taken van de patiënt worden vastgelegd in het behandelplan.

De behandeling heeft de volgende doelen.

1. Herstel van de voedingstoestand indien er sprake is van een slechte voedingstoestand.
2. Werken aan gewichtsherstel indien er sprake is van ondergewicht. Handhaven van een gewicht wanneer er sprake is van een gezond gewicht.
3. Begeleiden naar een normaal voedingspatroon.

Ad 1 Herstel van de voedingstoestand Het is algemeen aanvaard dat behandeling moet starten met gewichtsherstel, zeker wanneer de patiënt ernstig ondergewicht heeft. Daarmee worden de factoren die de ondervoeding in stand houden direct doorbroken (zoals streng lijnen en laxeermiddelengebruik). Veel verschijnselen, zoals preoccupatie met voeding, apathie, depressie en eetbuien, zullen door verbetering van de voedingstoestand verminderen of verdwijnen. Voor het bepalen van de voedingstoestand kan de diëtist de volgende gegevens gebruiken: menstruatie, antropometrische gegevens (BMI), voedingsanamnese en diëtistische diagnose, klinische blik en bloedparameters zoals albumine en totaaleiwit.

Het herstellen van de voedingstoestand gebeurt door geleidelijk en schematisch de hoeveelheid energie en variatie in de maaltijden uit te breiden, eventueel met behulp van sondevoeding. In principe wordt ernaar gestreefd de patiënt te hervoeden door zelfstandig eten. Sondevoeding wordt toegepast bij ernstige ondervoeding, complicaties of voedselweigering. Dit dient met de nodige voorzichtigheid te worden gedaan, ten eerste om medische complicaties te voorkomen (het 'refeedingsyndroom') en ten tweede om de patiënt te begeleiden in het proces van meer en regelmatiger eten.

Refeedingsyndroom Het refeedingsyndroom is een serieuze, potentieel dodelijke medische complicatie bij hervoeden bij een patiënt die gedurende langere tijd ondervoed is geweest. Het wordt waarschijnlijk veroorzaakt door de switch van glucogenese tijdens vasten naar koolhydraat-geïnduceerde insulineafgifte. Dit veroorzaakt een snelle intracellulaire opname van kalium, fosfaat en magnesium en glucose. Dit, bovenop een toch al lage voorraad van deze elektrolyten in het lichaam als gevolg van uithongering, kan leiden tot hypofosfatemie, hypomagnesiemie en hypokaliëmie. Daarbij kan een insuline gerelateerde *rebound* hypoglykemie optreden, verergerd door de uitgeputte glycogeenvoorraden.

Het refeedingsyndroom is een breed scala aan cardiopulmonale, neurologische en gastro-intestinale complicaties die kunnen optreden als gevolg van metabole en functionele veranderingen bij het hervoeden van patiënten met ernstige depleties. Naast de genoemde hypofosfatemie, hypokaliëmie en hypomagnesiëmie, komen ook glucose-intolerantie, het manifest worden van een thiaminedeficiëntie (vitamine B1), verminderde orgaanfuncties en overvulling voor. Het risico voor het optreden van het refeedingsyndroom is het grootst in de eerste twee weken na de start van het hervoeden met een piek in de eerste 72 uur.

Risicofactoren voor refeedingsyndroom zijn de mate van ondervoeding en adaptatie hieraan, de uitgangswaarden van mineralen en elektrolyten, zoals fosfaat en kalium, en de snelheid waarmee het lichaam van koolhydraten wordt voorzien in vergelijking tot andere voedingsstoffen (Kohn et al. 2011).

Het doel van refeeding is het stoppen van de katabole processen en repletie van de lichaamsmassa. Maar de negatieve effecten van refeeding dienen zoveel mogelijk vermeden te worden. Daarom dient bij ernstige ondervoeding (lichaamsgewicht < 70 % van het ideale gewicht) een speciaal voedingsschema te worden opgesteld.

De meningen over de ideale startdosering van voedingsstoffen bij volwassenen lopen uiteen; er is beperkt bewijs ter ondersteuning. Lang werd gedacht dat refeedingsyndroom voorkomen kan worden door het voeden langzaam te starten en op te bouwen, door fosfaat, kalium- en magnesiumgehaltes in het serum te monitoren tijdens eerste 1–2 weken van hervoeden, en deze onmiddellijk aan te vullen als blijkt dat er tekorten ontstaan (Garber et al. 2016).

Ad 2 Gewichtsherstel of -handhaving Er bestaan verschillende adviezen voor wat betreft de gewichtsstijging:
- voor patiënten die in verband met ernstige ondervoeding zijn opgenomen op een somatische afdeling wordt een snelle gewichtsstijging van 1 tot 1,5 kg per week aanbevolen;
- in een psychiatrisch klinische setting wordt een gewichtsstijging van 0,5 tot 1,5 kg aanbevolen;
- in een ambulante setting wordt een gewichtsstijging van 0,25 tot 0,5 kg aanbevolen.

Het is geen bezwaar om individueel met patiënten afspraken te maken om meer in gewicht per week aan te komen, maar daarbij moet goed beoordeeld worden of er geen risico is op het refeedingsyndroom. Minder aankomen kan ertoe leiden dat het herstel langer duurt met risico op verminderd psychiatrisch en somatisch herstel. Bij het hervoeden dient bij voorkeur normale voeding te worden gebruikt. Ter voorkoming van het refeedingsyndroom is het advies te starten met 40–60 kcal per kg actueel lichaamsgewicht over 24 uur en dit geleidelijk op te hogen op basis van de gewichtstoename. Hierna wordt een individueel voedingsadvies opgesteld, dat gebaseerd is op een berekening van de energiebehoefte en het gewichtsverloop.

Klinisch hervoeden is van belang bij patiënten met een gewicht dat < 70 % is van het uitgangsgewicht. Er is gemiddeld 800–1.100 kcal per dag extra nodig voor 1 kg gewichtstoename per week. Recente studies tonen aan dat het veilig is om sneller te hervoeden dan vroeger werd gedaan; hierdoor worden de ligduur in het ziekenhuis en de periode van ondervoeding verkort. Patiënten kunnen daardoor eerder aan een psychiatrische behandeling beginnen. Voor de groep zeer ernstige patiënten lijkt snel hervoeden eveneens veilig te kunnen gebeuren; de evidentie hiervoor is echter nog marginaal en wordt vooralsnog ontraden.

De voeding bestaat uit minimaal zes eetmomenten per dag. De samenstelling bestaat uit 50–60 % koolhydraten, 20–30 % eiwit en 15–25 % vet. De vochtinname dient laag tot normaal te zijn, ook om het risico op het refeedingsyndroom te minimaliseren. Medische monitoring van patiënten gedurende het hervoeden, is noodzakelijk. Deze monitoring bestaat uit:

- dagelijks lichamelijk onderzoek;
- tweemaal per week ECG of op indicatie frequenter;
- minimaal drie keer per week laboratoriumonderzoek (creatinine, ureum, fosfaat, kalium, magnesium, glucose, capillaire bloedgaswaarde);
- vocht met vochtlijst (eerste twee dagen);
- minimaal één keer per week een volledig bloedbeeld en transaminasespiegels.

Indien een gewenst lichaamsgewicht is behaald of als de patiënt bij aanvang van de behandeling al een gezond gewicht heeft, wordt aandacht besteed aan de wijze waarop het gewicht gehandhaafd kan worden en hoe een eventuele terugval in gewicht kan worden voorkomen. De angst om tijdens het proces van gewichtsherstel te blijven groeien is vaak groot. Patiënten proberen vaak krampachtig rond het gezonde (minimum)gewicht te stabiliseren. Het is belangrijk dat de patiënt meer vertrouwen krijgt in het eigen lichaam. Het opnieuw herkennen en ervaren van gevoelens van honger en verzadiging is hierbij een hulpmiddel. Patiënten met een eetstoornis eten vaak vanuit een strikt regime met allerlei regels. Ze gaan uit van wat ze denken (over voeding) en luisteren niet naar hun lichaam. Ze hebben zichzelf geleerd om gevoelens van honger te negeren en daarbij is hun gevoel van verzadiging vaak eveneens verstoord. Sommige patiënten vinden een hongergevoel prettig en beschouwen dit niet als een signaal dat ze iets moeten eten.

Wanneer het voedingspatroon normaal begint te worden en de angst om van bepaald eten dik te worden afneemt, kan de patiënt meer gaan reageren op honger- en verzadigingsgevoelens. Een eetdagboek kan een hulpmiddel zijn om het honger- en verzadigingsgevoel in kaart te brengen. De patiënt wordt hierdoor getraind om naar het lichaam te luisteren en een balans te vinden tussen energie-inneming en energieverbruik. Het herkennen van een verzadigd gevoel geeft controle op het voorkomen en in de hand houden van overeten en eetbuien (Gentile et al. 2010).

Ad 3 Begeleiden naar een normaal voedingspatroon Het herstel van de voedingstoestand en de aandacht voor de lichamelijke conditie kan gelijk opgaan met het herstel van het voedingspatroon door middel van voedingsadvisering. Eetstoornissen worden vaak gekenmerkt door een chaotisch eetpatroon: eetbuien of perioden van overeten worden afgewisseld met perioden van streng lijnen of zelfs vasten. Voedingsadvisering is gericht op de normalisering van dergelijke eetpatronen, waarbij het hoofddoel is stoppen met lijnen. De voedingstherapie bestaat uit vier stappen.

Stap 1: Eetverslag bijhouden Het eetverslag vormt de rode draad in de behandeling en tijdens elke bijeenkomst moet hieraan aandacht besteed worden. Het doel is inzicht krijgen in het eetgedrag, problemen signaleren en uiteindelijk controle krijgen over het eetgedrag. Voor nauwkeurige registratie is het van belang dat er meteen na of voorafgaand aan de voedselinneming wordt genoteerd. Uitleg over het doel van de eetregistratie helpt vaak om de patiënt te motiveren dit ook daadwerkelijk te doen. Om het eetgedrag te kunnen veranderen moet eerst duidelijk zijn hoe het eetpatroon in elkaar zit en welke factoren daarbij een rol spelen.

Stap 2: Regelmatig eetpatroon adviseren Een normaal voedingspatroon bestaat volgens de *Richtlijnen goede voeding* (Gezondheidsraad 2015) uit drie hoofdmaaltijden en drie of vier tussenmaaltijden. Er dienen duidelijke afspraken over de hoeveelheden en tijden te worden gemaakt. In eerste instantie worden producten die weinig angst oproepen aanbevolen. Een stapsgewijze invoering, waarbij wordt begonnen met het dagdeel dat het minst verstoord is, heeft de voorkeur. Voorlichting op het gebied van goede voeding, aanbevolen hoeveelheden, variatie en gezond eetgedrag, honger en verzadiging, functie van voedingsmiddelen, voedingsstoffen en spijsvertering is hiervan een belangrijk onderdeel.

Stap 3: Stoppen met maatregelen die gewichtstoename voorkomen De patiënt moet stoppen met braken, met het gebruik van laxantia en diuretica, met overmatige lichaamsbeweging en met vasten. Aan de hand van een stappenplan kunnen deze maatregelen afgebouwd worden. Educatie over de lichamelijke gevolgen en de (in)effectiviteit van deze middelen is van belang.

Bij het stoppen of afbouwen van laxantia is het belangrijk informatie te geven over vezelrijke voeding en vochtinneming en aandacht te besteden aan de invloed van vezels op de maag- en darmwerking. Wanneer voedingsadviezen onvoldoende zijn om de obstipatie te verhelpen, kan in overleg met de verantwoordelijke arts tijdelijk gebruik worden gemaakt van stoelgangbevorderende middelen van minder agressieve aard dan de contactlaxantia. Purgeergedrag kan worden gestopt of afgebouwd aan de hand van een eetdagboek (inzicht in purgeergedrag) en het aanleren van alternatief gedrag. Aangezien het stoppen van deze maatregelen veel angst mee kan brengen, is het geven van informatie tijdens deze fase van de voedingstherapie van belang.

Stap 4: Introductie 'verboden' voedsel Zodra het voedingspatroon regelmatiger is, kan worden begonnen met de introductie van 'verboden' voedsel. Aanvankelijk worden kleine hoeveelheden voedsel aanbevolen die weinig angst oproepen. Vervolgens kan men langzaam gaan uitbreiden. Eventueel kan eerst een lijst opgesteld worden van voedingsmiddelen die geen, weinig en veel angst oproepen. Ook kan het helpen het gevoel te laten noteren dat het eten van de desbetreffende voedingsmiddelen gaf, zowel positieve als negatieve gevoelens.

Van belang is een positieve houding van de diëtist tijdens de begeleiding. Het steeds opnieuw geven van voorlichting en uitleg kan hierbij zinvol zijn.

2.7.5   Evaluatie en duur van de behandeling

In het behandelplan worden doelen geformuleerd. In een evaluatiegesprek wordt besproken of deze doelen gehaald zijn. Verder komen in een evaluatiegesprek het proces van begeleiding voor de patiënt, de aanpak van de behandeling en de houding van de diëtist aan de orde. Om het proces te bewaken is het wenselijk met regelmaat evaluatiegesprekken te voeren. Dit kan op ieder gewenst moment in de behandeling plaatsvinden.

De duur van de behandeling en de frequentie van de consulten is afhankelijk van diverse factoren. Dit zijn onder andere de taken die een diëtist heeft in een multidisciplinair team, de ernst van de eetstoornis en de wensen en mogelijkheden van de patiënt om het eigen voedingsgedrag te veranderen en daar verantwoordelijkheid voor te dragen. Iedere diëtist moet zelf of in de organisatie nagaan of de benodigde begeleidingstijd geboden kan worden. De gegevens in het kader kunnen worden gezien als een globale richtlijn ten aanzien van duur en intensiteit van de behandeling bij eetstoornissen.

Richtlijn voor duur en intensiteit van de behandeling

- Frequentie van begeleiding:
  eerste halfjaar: 2 à 4 consulten per maand;
  tweede halfjaar: 1 consult per maand;
  na een jaar: 1 consult per 3 à 6 maanden.
- Aantal consulten van de totale behandeling, afhankelijk van de eetstoornis en of de behandeling plaatsvindt in de eerste of tweede lijn: 16 tot 20 consulten.
- Tijdsduur per consult:
  eerste consult: 60–90 minuten;
  vervolgconsult: 20–45 minuten.

2.8 Rol van de diëtist

Hoewel een eetstoornis wordt beschouwd als een psychische aandoening, bestaat er wel degelijk een verband met voeding. Bij iemand met een eetstoornis dienen afwijkend gedrag met betrekking tot voeding en gewicht en een afwijkend lichaamsbeeld te worden behandeld. De diëtist heeft bij uitstek kennis van alle aspecten van voeding en het lichaamsgewicht en kan daarom een belangrijk lid zijn van het behandelingsteam van patiënten met eetstoornissen.

De begeleiding die de diëtist geeft, is afhankelijk van de taken die zij in een multidisciplinair team krijgt of van de grenzen die zij zelf stelt. Dit laatste hangt af van haar deskundigheid ten aanzien van de problematiek. De begeleiding van patiënten met eetstoornissen is specialistisch werk. Het vraagt een bepaalde houding van de diëtist, voldoende kennis over eetstoornissen en bepaalde vaardigheden. Diëtisten kunnen in elk werkveld te maken krijgen met patiënten met (sub)klinische eetstoornissen. Zij moeten hun eigen mogelijkheden wat betreft de behandeling kennen.

Bij de behandeling van eetstoornissen zijn twee aspecten te onderscheiden. Het eerste aspect heeft betrekking op voeding en gewicht, het tweede aspect betreft de psychologie van de patiënt en de relatie met de omgeving. Als de diëtist deel uitmaakt van een multidisciplinair team, ligt haar taak vooral op het gebied van voeding en gewicht. De volgende taken kunnen worden onderscheiden:

- het diagnosticeren of het signaleren van een eetstoornis;
- het bepalen en herstellen van de voedingstoestand;
- voedingsadvisering: het begeleiden van de patiënt naar een normaal voedingspatroon;
- voorlichting over gezonde voeding en voedselbereiding, over 'normaal' eetgedrag, over lichaamsgewicht en gewichtsregulatie, over de lichamelijke gevolgen van eetstoornissen en het wegnemen van foutieve cognities over voeding en gewicht;

– preventieve taken, zoals voorlichting op basisscholen, sportscholen en opleidin-
gen van diverse zorg- en hulpverleners om de kennis over voeding en over eetstoornissen te vergroten en zodoende te zorgen voor vroege signalering.

Wanneer een gespecialiseerde diëtist in de eerste lijn werkt, dient zij multidisciplinaire samenwerking te zoeken met een (huis)arts en (klinisch) psycholoog.

2.9 Aanbevelingen voor de praktijk

De behandeling van patiënten met een eetstoornis is afhankelijk van de setting en de motivatiefase waarin de patiënt zich bevindt. Het uitgangspunt van
elke behandeling is dat er aandacht is voor de verschillende aspecten van de eetstoornis. De behandeling is gericht op het eetgedrag, het lichaamsgewicht, de
lichaamsbeleving, maar ook op algemene psychologische problemen, zoals onzekerheid, perfectionisme en trauma's, en op problemen in het gezin en het sociaal-
maatschappelijk functioneren.

De behandeling van patiënten met een eetstoornis vereist specifieke deskundigheid, die niet elke hulpverlener bezit. Wel moet elke hulpverlener voldoende
kennis over de stoornis hebben voor een goede signalering, snelle herkenning en
adequate verwijzing.

Literatuur

American Psychiatric Association (APA) (2014). *Handboek voor de classificatie van psychische
    stoornissen. Nederlandse vertaling van Diagnostic and Statistical of mental disorders, DSM-5*
    (5th ed.). Amsterdam: Uitgeverij Boom.
Bryant-Waugh, R., Knibbs, J., Fosson, A., Kaminski, Z., & Lask, B. (1988). Long term follow up
    of patients with early onset anorexia nervosa. *Archives of disease in childhood, 63,* 5–9.
Calderoni, S., Muratori, F., Leggero, C., Narzisi, A., Apicella, F., Balottin, U., et al. (2013).
    Neuropsychological functioning in children and adolescents with restrictive-type ano-
    rexia nervosa: An in-depth investigation with NEPSY-II. *Journal Clinical Experimental
    Neuropsychology, 2,* 167–179.
Carretero-García, A., Sánchez Planell, L., Doval, E., Rusinol Estragués, J., Raich Escursell, R. M.,
    & Vanderlinden, J. (2012). Repeated traumatic experiences in eating disorders and their asso-
    ciation with eating symptoms. *Eating & Weight Disorders, 17,* e267–e273.
Erskine, H. E., Whiteford, H. A., & Pike, K. M. (2016). The global burden of eating disorders.
    Current opinion in psychiatry, 29, 346–353.
Fairburn, C. G., Cooper, Z., & Shafran, R. (2003). Cognitive behaviour therapy for eating disor-
    ders: A 'transdiagnostic' theory and treatment. *Behaviour Research and Therapy, 41*(5),
    509–528.
Garber, A. K., Sawyer, S. M., Golden, N. H., Guarda, A. S., Katzman, D. K., Kohn, M. R., et al.
    (2016). A systematic review of approaches to refeeding in patients with anorexia nervosa.
    International Journal of Eating Disorders, 49(3), 293–310. https://doi.org/10.1002/eat.22482.
Gentile MG, Pastorelli P, Ciceri R, et al. (2010). Specialized refeeding treatment for anorexia
    nervosa patients suffering from extreme undernutrition. *Clinical Nutrition, 29,* 627–632.
Gezondheidsraad (2015). *Richtlijnen goede voeding.* Den Haag: Gezondheidsraad.

Hay, P. J., & Bacaltchuk, J. (2001). Extracts from 'Clinical Evidence': Bulimia nervosa. *British Medical Journal, 323*(7303), 33–37.

Hay, P., Chinn, D., Forbes, D., Madden, S., Newton, R., Sugenor, L., et al. (2014). The Royal Australian and New Zealand College of Psychiatrists clinical practice guidelines for the treatment of eating disorders. *Australian and New Zealand Journal of Psychiatry, 48*(11), 977–1008.

Hay, P. J., & Claudino, A. M. (2012). Clinical psychopharmacology of eating disorders: A research update. *International Journal of Neuropsychopharmacology, 15*(2), 209–222. https://doi.org/10.1017/S1461145711000460.

Hoek, H. W., & Elburg, A. van (2014). Voedings- en eetstoornissen in de DSM-5. *Tijdschrift voor Psychiatrie, 56*(3), 187–191.

Kohn, M. R., Madden, S., & Clarke, S. D. (2011). Refeeding in anorexia nervosa: Increased safety and efficiency through understanding the pathophysiology of protein calorie malnutrition. *Current Opinion in Pediatrics, 23,* 390–394.

Meije, D., Rijn, R. van, Kuijpers, W., Martens, M., Torre y Rivas, J. de la, & Klabbers, S. (2016). *Achterbanraadpleging zorgstandaard eetstoornissen.* Utrecht: Trimbos-instituut, ResCon, Weet, Ixta Noa. [opvraagbaar].

Muise, A. M., Stein, D. G., & Arbess, G. (2003). Eating disorders in adolescent boys: A review of the adolescent and young adult literature. *Journal of Adolescent Health, 33,* 427–435.

Polivy, J., & Herman, C. P. (2002). Causes of eating disorders. *Annual Reviews of Psychology, 53,* 187–213.

Prochaska, J., Diclemente, O., & Norcross, J. C. (1992). In search of how people change. *American Psychologist, 47,* 1102.

Slof-Op 't Landt, M. C. T., Meulenbelt, I., Bartels, M., Suchiman, H. E. D., Middeldorp, C. M., Houwing-Duistermaat, J. J., et al. (2011). Association study in eating disorders: TPH2 associates with anorexia nervosa and self-induced vomiting. *Genes, Brain and Behavior, 10,* 236–243.

Smink, F. R. E., Hoeken, D. van, & Hoek, H. W. (2013). Epidemiology, course and outcome of eating disorders. *Current Opinion in Psychiatry, 26,* 543–548.

Stice, E. (2002). Risk and maintenance factors for eating pathology: A meta-analytic review. *Psychological Bulletin, 128,* 825–848.

Stice, E., & Shaw, H. E. (2002). Role of body dissatisfaction in the onset and maintenance of eating pathology. A synthesis of research findings. *Journal of Psychosomatic Research, 53,* 985–993.

Strober, M., & Johnson, C. (2012). The need for complex ideas in anorexia nervosa: Why biology, environment, and psyche all matter, why therapists make mistakes, and why clinical benchmarks are needed for managing weight correction. *International Journal of Eating Disorders, 45,* 155–178.

Toyokawa, S., Uddin, M., Koenen, K. C., & Galea, S. (2012). How does the social environment 'get into the mind'? Epigenetics at the intersection of social and psychiatric epidemiology. *Social Science & Medicine, 74,* 67–74.

Overige bronnen

Voedingsinterventie Eetstoornissen (VIE), gespecialiseerd netwerk voor diëtisten die werk met eetstoornispatiënten. www.dietisten-eetstoornissen.nl.

Nederlandse Academie voor Eetstoornissen, landelijke vereniging voor eetstoornissen. www.naeweb.nl.

WEET, patiëntenvereniging voor eetstoornissen. www.weet.info.

Zorgstandaard Eetstoornissen, Netwerk Kwaliteitsontwikkeling GGZ (2017). www.kwaliteitsontwikkelingggz.nl.

Hoofdstuk 3
Eetstoornissen bij jonge kinderen

Augustus 2018

L. Veenje Smits en N.A.M. Wierdsma

Samenvatting Circa 25–40 % van de jonge kinderen in Nederland heeft op een bepaald moment in hun leven problemen met eten. Bij de grootste groep zijn de problemen van voorbijgaande aard. Bij sommige kinderen kunnen de problemen echter zodanige vormen aannemen dat er sprake is van een ernstige eetstoornis. De diëtistische behandeling van een eetstoornis bestaat uit twee stappen. Als eerste moet ervoor worden gezorgd dat de eetstoornis niet verder verergert en dat de lichamelijke conditie van het kind verbetert of stabiliseert. Daarna kan er, afhankelijk van een functieanalyse, worden gestart met een interventie. Deze kan bestaan uit gedragstherapie, logopedie, EMDR, systeemtherapie of andere vormen van behandeling. Hierbij is een goede samenwerking tussen de verschillende disciplines en een diëtist essentieel. Ieder kind is uniek en verdient bij de behandeling van de eetstoornis zorg op maat. Dankzij goede diagnostiek door verschillende paramedici samen kan dit in de praktijk gerealiseerd worden. De kinderdiëtist stelt naar aanleiding van de diagnostiek een behandelplan op en voert in samenwerking met de diverse partners het behandelplan uit. Dit vraagt zowel vakkennis als creativiteit en vermogen tot verbinding maken met ouders en kind. De diëtist houdt hierbij rekening met alle biologische, psychologische en sociale factoren.

3.1 Inleiding

Vrijwel alle jonge kinderen doorlopen tijdens de peutertijd een kortere of langere fase van matige of eenzijdige eetbereidheid. Juist in deze leeftijdsfase wordt de basis gelegd voor ontspannen en gezond eetgedrag.

L. Veenje Smits (✉)
Seys Centra, Malden, Nederland

N.A.M. Wierdsma
Kinderdietisten Friesland, Leeuwarden, Nederland

© Bohn Stafleu van Loghum is een imprint van Springer Media B.V., onderdeel van Springer Nature 2018
M. Former et al. (Red.), *Informatorium voor Voeding en Diëtetiek*,
https://doi.org/10.1007/978-90-368-2165-0_3

Tussen de 25 en 40 % van alle kinderen tot 4 jaar heeft problemen met eten. Vooral te vroeg geboren baby's en kinderen met een lichamelijke en/of verstandelijke beperking lopen het risico op chronische eetproblemen, maar ook gezonde kinderen kunnen problemen krijgen in hun ontwikkeling naar een gezond eetpatroon. De jeugdgezondheidszorg (JGZ) kan een belangrijke rol spelen in voorkomen het van escalatie van deze normale matige peuter-eetbereidheid.

Artsen, verpleegkundigen en diëtisten krijgen zeer regelmatig vragen van ouders over het moeizame eetgedrag van hun baby of peuter. Het eten (geven) verloopt moeizaam, hun kind spuugt of weigert te eten. Deze eetproblemen kunnen bij ouders en in het gezin veel spanningen veroorzaken. Bij een grote groep kinderen zijn de problemen gelukkig van voorbijgaande aard (Sebastian Cardona Cano). Toch zijn er jaarlijks enkele honderden kinderen die een chronisch eetprobleem ontwikkelen.

In het eerste halfjaar staat het opbouwen van een ontspannen voedingsinteractie centraal, waarbij ouders oog hebben voor de signalen van honger en verzadiging van hun kind (Chatoor et al. 1998; Levine et al. 2011). Daarnaast is het belangrijk te zorgen voor een rustige omgeving en dat de baby niet te slaperig of te gespannen is (Chatoor et al. 1998; Engel-Hoek et al. 2011).

Vanaf de leeftijd van 6 maanden wordt het voor het ontwikkelen van adequaat eetgedrag belangrijker om tot een eetritme te komen. Ze geeft je structuur aan de dag en maak je als ouder duidelijk wat van het kind verwacht wordt. Ouders moeten ruimte bieden voor ontwikkeling, maar binnen door hen gestelde grenzen (Satter 1990). Een stimulerende houding en het focussen van de aandacht op wat er goed gaat, dragen bij aan ontspanning, zelfvertrouwen en het ontwikkelen van nieuwe vaardigheden. Ook de voorbeeldfunctie van ouders, een goede sfeer aan tafel met aandacht voor eten en het samenzijn bevorderen de ontwikkeling van goed eetgedrag.

Voor de JGZ is het belangrijk altijd aandacht te besteden aan het hele gezin. Een eetprobleem gaat vaker samen met een interactieprobleem. Het is daarom belangrijk ook bewust oog te hebben voor de situatie en zorgen van de ouders. Uiteindelijk is het zaak te streven naar een situatie waarin ouders bepalen wat, wanneer en hoe het kind eet en dat het kind bepaalt hoeveel (Satter1990).

In dit hoofdstuk wordt de rol van de diëtist in samenwerking met overige disciplines uiteengezet.

3.2 Begripsomschrijving

Eetstoornissen zijn geen 'gewone' eetproblemen, waarmee vrijwel iedere ouder van een jong kind te maken krijgt. Er is sprake van een (ernstige) eetstoornis als het eetprobleem de vorm aanneemt van een chronische (selectieve) voedselweigering, waarbij er een aversie is ontstaan voor flesvoeding, lepelvoeding en/of vaste voeding.

Er is geen overeenstemming over de classificatie en terminologie van eetproblemen en eetstoornissen bij kinderen en adolescenten. Duidelijke criteria en afkapscores ontbreken en er wordt onvoldoende rekening gehouden met leeftijds- en ontwikkelingsaspecten die een rol spelen bij de expressie van eetstoornissen (Bryant-Waugh et al. 2010). Hierna de definities die het Nederlands Centrum Jeugdgezondheid (NCJ) hanteert.

Eetprobleem Dit is eetgedrag dat gerelateerd is aan het niet willen, kunnen, durven of mogen eten en/of drinken en dat spanning of bezorgdheid oproept bij het kind/de jongere en/of zijn ouders/verzorgers, maar de groei, de gezondheid en/of de (psychosociale) ontwikkeling van een kind of jongere niet bedreigt.
Nederlands Centrum Jeugdgezondheid (NCJ)

Definitie: eetstoornis Dit is een eetprobleem dat, zonder aantoonbare actuele medische oorzaak, zo langdurig of ernstig is dat het de groei, de gezondheid en/of de (psychosociale) ontwikkeling van een kind of jongere bedreigt.
Nederlands Centrum Jeugdgezondheid (NCJ)

In Nederland hebben Kindermann en Kneepkens (2010) vanuit de kindergeneeskunde vier typen eetproblemen beschreven die in de voorschoolse leeftijd voorkomen.

Type I
Aan dit type liggen pedagogische problemen ten grondslag. De kinderen eten minder dan gemiddeld, maar groeien en functioneren goed. De angst van de ouders dat de geringe voedselinname een medische oorzaak heeft, is zelden terecht.

Type II
Hierbij gaat het om de extreem selectieve eters. Deze kinderen weigeren specifiek voeding met een bepaalde smaak, geur of structuur. Hun weigergedrag gaat verder dan de angst die veel jonge kinderen vertonen voor onbekende voedingsmiddelen. Kinderen met dit soort eetproblemen zijn vaak ook op andere sensorische gebieden overgevoelig (geluidsprikkels, vieze handen). Het selectieve eetgedrag kan voedingsdeficiënties veroorzaken.

Type III
Dit betreft kinderen met eetproblemen als gevolg van lichamelijke ziekte. De hiermee gepaard gaande verminderde eetlust, verhoogde voedingsbehoefte, slechte conditie, fysieke belemmeringen of negatieve ervaringen tijdens eten en drinken kunnen eetaversies doen ontstaan.

Type IV
Type IV betreft pathologische voedselweigering. Dit is een ernstige eetstoornis die leidt tot extreem vermijdingsgedrag van vrijwel alle soorten voedsel. In de meeste gevallen zijn de voedingsproblemen ontstaan door een lichamelijke ziekte

of beperking, maar blijven de negatieve associaties rond eten en drinken voortduren na het behandelen hiervan. Dit mondt vaak uit in een eetstrijd tussen kind en ouders en kan leiden tot voedingsdeficiënties, groeivertraging en sociale isolatie.

Eetstoornissen in DSM-5 Eetstoornissen bij jonge kinderen (globaal tussen de 0 en 4 jaar) worden binnen de kinder- en jeugdpsychiatrie weer verschillend beschreven in de DSM-5. Het DSM-5-hoofdstuk 'Voedings- en eetstoornissen' bevat de volgende diagnoses: pica (consumeren van niet-eetbare dingen), ruminatiestoornis, ARFID (avoidant/restrictive food intake disorder; vermijdende/restrictieve voedselinnamestoornis), anorexia nervosa (AN), boulimia nervosa (BN), en binge eating disorder (BED). De restcategorie EDNOS (eating disorder not otherwise specified) is vervangen door OSFED (other specified feeding or eating disorder) en UFED (unspecified feeding or eating disorder).

ARFID
Er is sprake van ARFID als de voedings- of eetstoornis ertoe leidt dat het kind te weinig binnenkrijgt, wat blijkt uit gewichtsverlies of onvoldoende gewichtstoename tijdens de groei, een voedingsdeficiëntie, afhankelijkheid van enterale voeding of aanvullende voedingssupplementen en/of een verstoring van het psychosociaal functioneren (Bryant-Waugh et al. 2010).

De stoornis treedt niet uitsluitend op ten tijde van anorexia of boulimia en leidt niet tot een verstoord lichaamsbeeld. Ook kan de stoornis niet worden verklaard uit een te laag aanbod aan voedingsmiddelen of cultureel gesanctioneerde gewoontes. Een negatieve conditionering kan optreden na een medische ingreep, bijvoorbeeld een oesofagoscopie, of na een stikervaring of hevig braken, maar de stoornis kan ook ontstaan op basis van hypersensitiviteit in het mondgebied. Belangrijk bij deze diagnose is dat de eetstoornis niet kan worden toegeschreven aan een somatische aandoening of andere psychische stoornis.

3.3 Klinische verschijnselen en diagnostiek

Een goede diagnose vormt de basis voor de meest succesvolle behandeling. Een eetprobleem komt voort vanuit verschillende factoren (biologisch, psychologisch, sociaal) en beslaat het terrein en de expertise van meerdere behandelaars. Zowel voor de diagnostiek als de behandeling is multidisciplinaire samenwerking essentieel.

Tip!
Om eetgedrag te kunnen observeren kunnen voedingsmomenten in de thuissituatie of in de klinische setting worden gefilmd.

De DC:0–3R (Diagnostic Classification of Mental Health and Developmental Disorders of Infancy and Early Childhood) onderscheidt een zestal oorzaken van eetstoornissen bij jonge kinderen:

1. Bij een regulatievoedingsstoornis kan een kind voortdurend niet de toestand bereiken die nodig is om te kunnen drinken of eten, bijvoorbeeld door een gespannen houding of slaperigheid.
2. Bij een relatievoedingsstoornis zit het probleem in een verstoorde ouder-kindinteractie.
3. Bij een sensorische voedingsstoornis weigert een kind op basis van zintuiglijke over- of ondergevoeligheid consequent voeding met een bepaalde geur, smaak of textuur, terwijl het andere voedingsmiddelen wel accepteert.
4. Bij een posttraumatische eetstoornis ligt een trauma of negatieve ervaring in mond, keel of maag-darmkanaal ten grondslag aan voedselweigering.
5. Bij een eetstoornis als gevolg van een somatische aandoening is een kind wel bereid te drinken of eten, maar wordt het hierin door lichamelijke factoren beperkt.
6. Kinderen met infantiele anorexia weigeren langdurig zonder duidelijke oorzaak een adequate hoeveelheid voeding te eten of te drinken, waardoor een groeiachterstand ontstaat.

Bij voedselweigering bij jonge kinderen staat de angst voor of afkeer van voedsel voorop. Dit in tegenstelling tot eetstoornissen die bij oudere kinderen kunnen voorkomen, bijvoorbeeld anorexia nervosa, waarbij niet zozeer de angst voor voedsel als wel de angst om dik te worden en/of controle te verliezen overheerst.

Uitingsvormen In de praktijk kan er dus sprake zijn van een volledige of partiële voedselweigering, waarbij er verschillende uitingsvormen zijn.

Aversie voor fles(voeding)
Bij een jonge zuigeling houdt dit in dat het kind alle aangeboden voeding weigert. De voeding wordt niet goed geaccepteerd, bijvoorbeeld door allergische reacties. Hierdoor ontstaat er een negatieve, geconditioneerde koppeling tussen voeding en lichamelijke reacties, pijn, krampen, jeuk enzovoort.

Aversie of afkeer voor lepelvoeding
Gladde en korrelige voeding worden geweigerd. Er is een negatieve associatie met de lepel ontstaan, waardoor het kind bij het zien van de lepel het hoofd afwendt en de lippen stijf dichtknijpt.

Aversie voor vast voedsel
Het kind accepteert uitsluitend voeding van gladde consistentie van een lepel en geen vaste producten.

Zeer eenzijdig eet- en drinkpatroon
Het kind eet bijvoorbeeld uitsluitend brood en weigert alle warme maaltijden.

Extreem kieskeurig voor nieuwe smaken en/of andere consistentie

Het kind accepteert uitsluitend een bepaald merk en een bepaalde consistentie, bijvoorbeeld uitsluitend een potje bestemd voor kinderen van 4 maanden.

Bij de behandeling van een jong kind met een eetstoornis is de diagnostiek van betekenis om zorg te kunnen leveren die aansluit bij de problematiek van het kind. Er moet worden gekeken naar organische problematiek, cognitieve processen en sociale leerprocessen. Alleen door eerst duidelijk in kaart te brengen waar het eetprobleem vandaan komt en welke functie het heeft, kan goed samengewerkt worden om het kind te behandelen.

3.4 Etiologie

Eetstoornissen zijn vrijwel altijd het gevolg zijn van een combinatie van meerdere factoren. Er zijn factoren die in aanleg al aanwezig zijn, zoals genetische achtergrond en persoonlijkheid. Daarnaast kunnen er verschillende risicofactoren aanwezig zijn. Je kunt denken aan sociale, culturele en familiale factoren. Deze zijn ieder op zich niet voldoende om de stoornis te veroorzaken.

Bij gezonde jonge kinderen vormen voedingsovergangen, ziekteperioden en belangrijke ontwikkelingssprongen of levensgebeurtenissen kwetsbare momenten voor het ontstaan van eetproblemen (Hofman 2006). Eetgedrag heeft op elke leeftijd een signaalfunctie en is een goede barometer om te bepalen hoe het met een kind gaat (Timmers-Huigen 1990).

Omdat kinderen vaak nog niet beschikken over de cognitieve of verbale mogelijkheden om hun emoties te uiten, kunnen zij deze vertalen in een verandering van hun eetgedrag. Eetproblemen zijn gedragsmatig te verklaren als kinderen technisch en verstandelijk in staat zijn om te eten, maar daar toch niet in slagen. Aversie voor eten is aangeleerd. Dit gedrag is zonder professionele hulp moeilijk te veranderen.

Factoren die een rol kunnen spelen bij het ontstaan en instant blijven van een eetprobleem:

– lichamelijke klachten en vervelende symptomen, zoals luchtwegproblematiek, inspannings- en reguleringsproblematiek, spijsverteringsproblemen zoals gastoesofagale reflux, motorische of mondmotorische problemen, allergische reactie;
– ingrijpende medische handelingen in het mond-keelgebied;
– nare ervaringen in de fase van voedselovergangen (van vloeibaar naar vast);
– vroeggeboorte of bepaalde syndromen die samengaan met bepaalde medische problematiek;
– het overgevoelig of juist ondergevoelig zijn voor zintuigelijke (sensorische) prikkels: in de voorschoolse leeftijdsfase laten gezonde kinderen met eetproblemen significant vaker prikkelbaarheid, druk gedrag en hyperactiviteit zien dan kinderen uit de controlegroep (Swets-Gronert 1986; Hofman 1998). Dit komt regelmatig voor bij kinderen met een stoornis uit het autistisch spectrum of met ADHD;

- overaanbod bij kinderen met een minder dan gemiddelde voedingsbehoefte;
- het (te) snel ervaren van honger en/of verzadiging;
- de aard en het karakter van het kind/psychiatrische problematiek: kinderen met psychiatrische stoornissen, zoals een angst- of stemmingsstoornis, een hechtingsstoornis en autisme, lopen meer risico om verstoord te ontwikkelen (Provost et al. 2010; Williams et al. 2000). Hetzelfde geldt voor kinderen die een traumatische ervaring hebben meegemaakt en voor kinderen met lichamelijke of verstandelijke handicaps.

Al deze factoren worden versterkt of verzwakt door de ouder-kindinteractie binnen de gezinssituatie.

Uit klinische studies is gebleken dat voedings- en eetproblemen bij jonge kinderen vaak geassocieerd zijn met depressie, angst, eetstoornissen en persoonlijkheidsstoornissen bij de moeder (Bryant-Waugh et al. 2010). Ouders met psychiatrische problematiek reageren minder gevoelig op de voedings- en verzorgingssignalen die hun kind uitzendt.

Met een goede bio-psycho-sociale analyse kan het eetprobleem dus goed in kaart worden gebracht.

3.5   Behandeling door kinderdiëtist

Een eetstoornis moet vroegtijdig worden onderkend. De voedselweigering dient serieus genomen te worden en niet als iets dat 'vanzelf wel weer overgaat'. De behandeling kan divers zijn, waarbij één of meer medisch professionals zijn betrokken. Ook speelt de kinderdiëtist een essentiële rol. Hij (zij) doorloopt de volgende deelstappen:

1. diagnose met aandacht voor groei, klachten, hulpvraag en factoren die invloed hebben op het probleem;
2. voedingsanamnese met aandacht voor nutritionele tekorten;
3. eerste behandelfase: uitbreiding van het eetpatroon binnen de mogelijkheden van het kind, eventueel met medische voeding;
4. daadwerkelijke behandeling: in samenwerking met andere paramedici het eetpatroon in kleine stappen uitbreiden;
5. nazorg.

3.5.1   Diëtistische diagnose door middel van kritisch redeneren

De diëtistische diagnose stellen bij een kind met een eetproblemen kan zeer complex zijn. Zo dient er rekening gehouden te worden met alle verschillende factoren

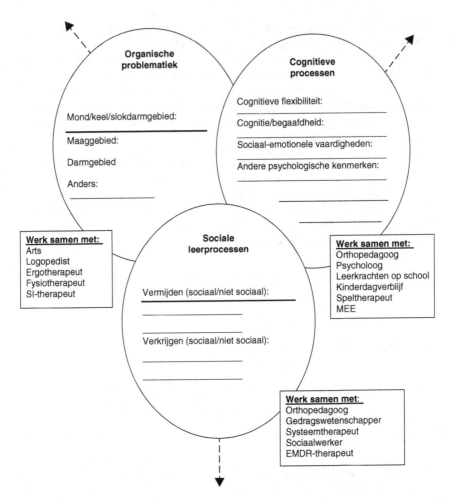

Figuur 3.1   Kinderen met pediatrische eetproblemen

die van invloed zijn op het eetgedrag van het kind. Daarom is het belangrijk samen te werken met andere disciplines en samen de verschillende oorzaken van het probleem in kaart te brengen.

Kritisch redeneren – voorheen klinisch redeneren – is een systematische manier van denken om te komen tot een goed onderbouwde diëtistische diagnose en behandeling. Gedurende een gestructureerd proces denk je continu kritisch na over de diagnostiek van de patiënt: je onderzoekt oorzaken, relaties en dwarsverbanden van ziekten, klachten en patiëntkenmerken. Daarbij is het belangrijk om onderscheid te maken tussen organische factoren, cognitive processen en sociale invloeden (fig. 3.1).

3.5.1.1 Organische factoren

Heeft het kind fysiek te lijden onder het eetprobleem? Zijn er klachten, zoals afbuigende groei, slecht slapen, slechte conditie, achterblijvende ontwikkeling, obstipatie en/of is het kind vaak ziek?

De diëtist beoordeelt de groei op basis van de groeicurve passend bij het kind. Vanaf welk punt in de ontwikkeling buigt de groei af? De diëtist vraagt goed uit of er bijzonderheden zijn rond die periode. Je kunt hierbij denken aan een verslikincident, scheiding van ouders, introductie van gluten, introductie van vaste voeding ('stukjes').

In sommige gevallen zijn er medische problemen ter verklaring van het eetprobleem. De diëtist moet in zo'n geval overleggen met de behandelend arts over de huidige behandeling van de pathologie. Niet zelden laten ouders bepaalde voedingsproducten weg uit het eetpatroon van het kind vanwege het vermoeden van een voedingsallergie. Ook dan is het raadzaam bij de behandelend arts goed na te gaan of deze allergie werkelijk aanwezig is of dat de eliminatie slechts gebaseerd is op vage vermoedens.

Ook in het geval van obstipatie is het raadzaam om te overleggen hoe dit probleem verholpen kan worden. Een kind dat geobstipeerd is, ervaart altijd een vol gevoel en mogelijk buikpijn, waardoor de eetlust ernstig geremd wordt. Een slecht eetpatroon met onvoldoende vezels en vocht houdt de obstipatie in stand, en de obstipatie houdt op zijn beurt het eetprobleem in stand. Hierdoor komt het kind in een vicieuze cirkel die eerst doorbroken moet worden voordat verdere behandeling mogelijk is.

De groei en fysieke conditie houden dus nauw verband met het eetprobleem en de diëtist moet die goed uitvragen.

3.5.1.2 Opvoedstijl ouders

Naast fysieke gevolgen en oorzaken van het probleem spelen de gedragsmatige interacties tussen ouder en kind een rol. Voor de diëtist is het van meerwaarde om te ontdekken wat voor opvoedstijl de ouders hanteren: zijn die toegeeflijk of juist niet? Het karakter van het kind speelt hierin een belangrijke rol.

Doordat een eetprobleem vaak al lange tijd speelt voordat een diëtist bij de behandeling betrokken raakt, zijn er patronen ontstaan tussen het gedrag van het kind en de reactie van de ouder/opvoeder. Dit is aangeleerd gedrag en dus kan het ook afgeleerd worden. De diëtist achterhaalt hoe de ouder/opvoeder op het weigergedrag van het kind reageert. Een filmpje van de eetsituatie kan hiervoor uitkomst bieden.

De essentiële vraag hierbij is of ouders een reëel beeld hebben wat hun jonge kind zou moeten eten. Het is zeer leeftijdsadequaat dat een dreumes bepaalde voeding weigert of kleine porties neemt. Vooral als er veel energierijke tussendoortjes aangeboden worden, is het niet gek dat de peuter bij de warme maaltijd weinig eet.

De hulpvraag van de ouders is het uitgangspunt van de diëtistische behandeling, maar als deze hulpvraag niet realistisch of niet volledig is, kan de diëtist hierover met hen in gesprek gaan.

Behandeling

Afhankelijk van de diëtistische diagnose, waarin alle verschillende factoren zijn meegenomen, kan de diëtiste concluderen of een dieetadvies op zichzelf voldoende is om het eetprobleem te verhelpen of dat er samenwerking nodig is met andere disciplines. Samen met één of meerdere paramedici kan een behandeling worden ingezet. Een behandeling kan onder andere bestaan uit Eye Movement Desensitization and Reprocessing (EMDR), gedragstherapie, SI-therapie (sensorische integratie therapie), systeemtherapie, logopedie, fysiotherapie, speltherapie, ergotherapie of een combinatie van twee of meer bovenstaande therapieën.

3.5.2 Voedingsanamnese

Een zorgvuldige voedingsanamnese is nodig om een antwoord te krijgen op de volgende vragen:

- Wat: soort voedingsmiddel, voorkeur of afkeer van bepaalde voedingsmiddelen?
- Wanneer: eetpatroon, structuur?
- Hoe: borst, fles, (tuit)beker, lepel?
- Hoeveel?

De diëtist berekent de voeding op volwaardigheid en energetische inneming op basis van de voedingsanamnese. De aanbevolen hoeveelheid energie per dag volgens de Nederlandse Voedingsraad is een gemiddelde. Er zijn kinderen die meer, maar ook kinderen die minder nodig hebben. De berekening is een leidraad, maar bij het voedingsadvies dient men hier terdege rekening mee te houden. Aanvankelijk is een volwaardige voeding vaak niet mogelijk.

Ouders die van mening zijn dat hun kind een eetprobleem heeft, rapporteren in een verbale anamnese regelmatig minder voeding dan er daadwerkelijk geaccepteerd wordt. Een voedingsdagboekje van meerdere dagen kan een nauwkeuriger beeld geven van de variëteit en hoeveelheden die het kind accepteert. De diëtist informeert bij de ouders of de genoteerde voeding de aangeboden voeding of de geconsumeerde voeding is.

3.5.3 Eerste behandelfase

De nauwkeurige voedingsanamnese vormt het uitganspunt voor de eerste behandeladviezen. Deze eerste fase is gericht op het verbeteren van de algehele conditie van het kind en het verbeteren van de ouder-kindinteractie.

In deze fase bekijkt de diëtist welke voeding het kind wel accepteert: welke consistentie, toedieningswijze, temperatuur en smaak verdraagt het kind. De structuur en regelmaat in de aangeboden voeding is een aandachtspunt. In de situatie dat het kind slecht eet, gebeurt het vaak dat ouders de hele dag proberen het kind te laten eten. Hierdoor ontstaat een ontregeld eetpatroon, waarbij op vele momenten van de dag voeding wordt aangeboden. Het hongergevoel van het kind wordt hierdoor niet gestimuleerd. Ook energierijke tussendoortjes kunnen de reden zijn van de matige eetbereidheid tijdens de hoofdmaaltijden.

Deze eerste fase staat niet in het teken van het aanleren van een gezond gevarieerd eetpatroon. Een voedingsschema kan in deze behandelfase dus nog ver afstaan van de *Richtlijnen goede voeding*. Het is meestal niet haalbaar om nu al een volwaardige voeding aan te bieden. En het werkt vaak frustrerend om dit te willen afdwingen. Het is belangrijk aan te sluiten bij wat juist wel haalbaar is. Hiervoor kijkt de diëtist met een creatief oog hoe de voeding kan worden geoptimaliseerd.

Zo nodig kan in deze fase kinderdieetvoeding en/of sondevoeding geïndiceerd zijn. Het geven van medische voeding heeft voor en nadelen. Een voordeel is dat je in een klein volume veel voedingsstoffen kunt toevoegen aan het dieet van het kind. De conditie van het kind kan hierdoor snel verbeteren en ouders durven meer ontspannen te kijken naar wat hun kind al wel kan. Een nadeel is dat de dieetvoeding het hongergevoel van het kind negatief kan beïnvloeden. Daarnaast zal de dieetvoeding later in de behandeling weer afgebouwd moeten worden.

De hoeveelheid medische voeding wordt stapsgewijs opgebouwd. Dit wordt afgestemd op het behandeldoel en aspecten als acceptatie, de hoeveelheid normale voeding en bijvoorbeeld spuugklachten. Een te snelle opbouw leidt tot braken. De toedieningswijze van medische voeding (per bolus of druppelsgewijs) wordt individueel gekozen, evenals de momenten waarop de medische voeding wordt aangeboden: overdag of ook 's nachts.

3.5.4   Daadwerkelijke behandeling

Na een eerste herstel in conditie en gezinsinteractie start de daadwerkelijke behandeling. In deze fase kan het eetpatroon van het kind in kleine stappen worden uitgebreid. De kinderdiëtist maakt, in samenspraak met de ouders, een concreet opbouwplan naar leren eten volgens de *Richtlijnen goede voeding*. In het opbouwplan wordt zowel rekening gehouden met nutritionele verbeteringen als met de eetvaardigheid en smaakacceptatie van het kind en de eetgewoonten van het gezin.

Het is erg belangrijk uit te gaan van haalbare voorstellen en kleine stappen, zodat eetstrijd en frustratie vermeden wordt. De kinderdiëtist kan gebruikmaken van aanvullende kinderdieetvoeding en/of suppletie om nutritionele tekorten te voorkomen zolang volwaardig oraal eten niet mogelijk blijkt.

Als de behandeling bestaat uit meer dan alleen een dieet-/voedingsadvies, is het belangrijk dat de verschillende zorgverleners hun behandelplan op elkaar afstemmen. Een (pre)logopedist geeft het kind bijvoorbeeld houvast op het vlak van het hap-, kauw- en slikvermogen en een gedragstherapeut kan ouders ondersteunen bij hun pedagogische taak. Op basis van het onderling overleg en de afstemming worden de voedingsadviezen door de diëtist aangepast.

De diëtist streeft na dat het kind in deze behandelfase goed groeit. Overvoeden om inhaalgroei te bewerkstelligen kan ervoor zorgen dat het kind minder geprikkeld wordt door honger. In overleg met de arts wordt daarom besloten op welk moment extra voeding wordt aangeboden om een inhaalgroei te bewerkstelligen.

3.5.5 Nazorg

Kinderen die hersteld zijn van een eetprobleem, laten vaak een terugval zien door een ziekteperiode. De diëtist waarschuwt hiervoor en geeft de ouders mee dat het raadzaam is om in voorkomende gevallen een reeds afgesloten behandeling tijdig te heropenen.

Aandacht voor het volgen van de groei van het kind is wenselijk om het bereikte resultaat te behouden.

3.6 Conclusie

De rol van de diëtist bij eetstoornissen bestaat uit het stellen van de diëtistische diagnose, de begeleiding tijdens de behandelstappen, de nazorg en het contact met andere zorgverleners. De diëtist heeft hierbij aandacht voor de groeicurve, de voedingsanamnese, medische oorzaken en klachten en systematische factoren.

Na multidisciplinair overleg stelt de diëtist de gewenste voeding (sondevoeding, sondevoeding met orale voeding, uitsluitend orale voeding in bepaalde vorm) vast, waarbij de energie- en nutriëntensamenstelling toereikend moet zijn om het gewicht, zoals gesteld in het behandelplan, te doen toenemen of te stabiliseren.

Er kan een duidelijk verschil zijn tussen de eerste adviezen en de uiteindelijke behandeldoelen, waarbij in het begin alleen wordt gezocht naar oplossingen en verbeterpunten die weinig vragen van het kind en zijn omgeving. In het latere stadium zal gestreefd worden naar een gezonde voeding volgens de *Richtlijnen goede voeding*. Omdat er veel verschillende therapieën zijn die een kind kunnen helpen om van zijn eetstoornis af te komen, is samenwerking met andere disciplines essentieel om het eetprobleem bij het kind te verhelpen. Afstemming van de verschillende behandelplannen is hiervoor onontbeerlijk. Voor de diëtist is het van belang om al in het beginstadium in te schatten of zij de begeleiding zelf kan doen of dat het kind beter geholpen kan worden door meerdere professionals.

> **Meer informatie**
> Vereniging Nee-eten! Postbus 84144, 2508 AC Den Haag, tel. 088-633 38 36, www.nee-eten.nl. De vereniging heeft een aantal brochures ontwikkeld die ouders en professionals kunnen helpen.

Literatuur

Bryant-Waugh, R., Markham, L., Kreipe, R., & Timothy Walsh, B. (2010). Feeding and eating disorders in childhood. *International Journal of Eating Disorders, 43*(2), 98–111.

Cardona Cano, S., et al. https://www.parnassiagroep.nl/documents/1935061/1941596/PP_Sebastian+Cardona_Thesis_samenvatting.pdf/aa44d996-8351-0fc0-a8e9-d894c4949c08.

Chatoor, I., Ganiban, J., Colin, V., et al. (1998). Attachment and feeding problems: A reexamination of nonorganic failure to thrive and attachment insecurity. *Journal of the American Academy of Child and Adolescent Psychiatry, 37*(11), 1217–1224.

Engel-Hoek, L.van den, Gerven, M. van, Groot, S. de, Haaften, L. van, & Hulst, K. van (2011). *Eet- en drinkproblemen bij jonge kinderen* (4e druk). Assen: Van Gorcum.

Hofman, E. (1998). Moeilijk etende peuters: Een onderzoek naar moeilijk eetgedrag van peuters van 18 tot 54 maanden. *Tijdschrift voor Jeugdgezondheidszorg, 30*(3), 38–41.

Hofman, E. (2006). *Kleine eters: Peuters en kleuters met eetproblemen.* Amsterdam: Boom.

Kindermann, A., & Kneepkens, F. (2010). Voedings- en eetproblemen bij jonge kinderen. *Praktische Pediatrie, 3,* 174–179.

Levine, A., Bachar, L., Tsangen, Z., et al. (2011). Screening criteria for diagnosis of infantile feeding disorders as a cause of poor feeding or food refusal. *Journal of Pediatric Gastroenterology and Nutrition, 52*(5), 563–568.

Provost, B., Crowe, T., Osbourn, P., et al. (2010). Mealtime behaviors of preschool children: Comparison of children with autism spectrum disorder and children with typical development. *Physical & Occupational Therapy in Pediatrics, 30*(3), 220–233.

Satter, E. (1990). The feeding relationship: Problems and interventions. *Journal of Pediatrics, 117,* S181–S189.

Swets-Gronert, F. A. (1986). *Temperament, taalcompetentie en gedragsproblemen van jonge kinderen; een longitudinaal onderzoek bij kinderen van een half tot vijf jaar.* Leiden: Proefschrift universiteit Leiden.

Timmers-Huigen, D. (1990). *Opvoeden praktisch bekeken.* Deventer: van Loghum Slaterus.

Williams, P., Dalrymple, N., & Neal, J. (2000). Eating habits of children with autism. *Pediatric Nursing, 26*(3), 259–264.

Aanbevolen literatuur

Baumrind, D. (1966). Effects of authoritative parental control on child behavior. *Child Development, 37*(4), 887–907.

Cooke, L. J., Haworth, C. M. A., & Wardle, J. (2007). Genetic and environmental influences on children's food neophobia. *American Journal of Clinical Nutrition, 86*(2), 428–433.

Furth, E. F. van, et al. (2006). *NVK richtlijn eetstoornissen.* Utrecht: LSMR/CBO/Trimbos.

Galloway, A. T., Fiorito, L. M., Francis, L. A., & Birch, L. L. (2006). Finish your soup: Counterproductive effects of pressuring children to eat on intake and effect. *Appetite, 46,* 318–323.

Goosens, L. (2017). *Eetproblemen bij kinderen en adolescenten.* Leuven: Acco.

Koivisto, U., Fellenius, J., & Sjoden, P. (1994). Relations between parental mealtime practices and children's food intake. *Appetite, 22*(3), 245–257.

Lanting, C. I., Heerdink-Obenhuijsen, N., Schuit-van Raamsdonk, H. L. L. et al. (2013). *JGZ richtlijn voeding en eetgedrag. Nederlands Centrum Jeugdgezondheid (NCJ).* www.ncj.nl.

Leeuwenburg-Grijseels, E., Weerd, C. van der (2008). *Hoera, ik eet! Praktische adviezen voor ouders en hulpverleners van baby's en jonge kinderen met eet- en drinkproblemen.* http://www.hoera-ik-eet.nl.

Linscheid, T. R. (2006). Behavioral treatments for pediatric feeding disorders. *Behavior Modification, 30*(1), 6–23.

Pratt, B., & Woolfenden, S. (2002). Interventions for preventing eating disorders in children and adolescents. *Cochrane Database Systematic Review, 2,* CD002891.

Sanders, M., Patel, R., Grice, B. le, & Shepherd, R. (1993). Children with persistent feeding difficulties: An observational analysis of the feeding interactions of problem and non-problem eaters. *Health Psychology, 12*(1), 64–73.

Savage, J. S., Fischer, J. O., & Birch, L. L. (2007). Parental influence on eating behavior: Conception to adolescence. *Journal of Law, Medicine & Ethics, 35*(1), 22–34.

Seys, D. M., Rensen, J. H. M., & Obbink, M. H. J. (2000). *Behandelingsstrategieën bij jonge kinderen met voedings- en eetproblemen.* Houten: Bohn Stafleu van Loghum.

Williams, K. E., Field, D. G., & Seiverling, L. (2010). Food refusal in children: A review of the literature. *Research in Developmental Disabilities, 3,* 625–633.

Wit, J. de (1994). Lichamelijke gevolgen van eetstoornissen bij kinderen. In A. P. Messer, I. de Vos & W. H. G. Wolters (Red.), *Eetproblemen bij kinderen en adolescenten.* Baarn: Ambo.

Hoofdstuk 4
Voeding bij kinderen met leveraandoeningen

Augustus 2018

T.G.J. de Meij, C.M.F. Kneepkens, A.M. Stok-Akerboom en G.H. Hofsteenge

Samenvatting In dit hoofdstuk wordt ingegaan op prevalentie, pathofysiologie, klinische verschijnselen en behandeling van leveraandoeningen bij kinderen. Onafhankelijk van de oorzaak van de leverpathologie richt de behandeling zich vrijwel steeds voornamelijk op de gevolgen van twee aspecten: verstoorde galafvloed (cholestase) en verbindweefseling (cirrose). Bij de behandeling wordt stilgestaan bij de medisch-therapeutische aspecten van leverpathologie bij kinderen, gevolgd door een bespreking van de dieetbehandeling.

4.1 Inleiding

De lever is een uitermate veelzijdig orgaan met een centrale functie in het lichaam. Tot de functies van de lever behoren metabolisering van nutriënten (galactose, fructose), eiwitsynthese (albumine, stollingsfactoren, apolipoproteïnen) en andere stoffen (onder meer galzuren), detoxificatie (bilirubine, ammoniak), instandhouding van aminozuurstofwisseling (deaminering, ureumsynthese), glucosestofwisseling (glycogeenstapeling, glycogenolyse, gluconeogenese) en vetstofwisseling, en excretie via de gal (galzuren, bilirubine, spoorelementen). Galzuren zijn samen met pancreasenzymen en borstelzoomenzymen essentieel voor de digestie van macronutriënten, in de eerste plaats van vetten. De galzuren worden weer grotendeels geabsorbeerd in het laatste deel van het ileum; dit wordt de enterohepatische kringloop genoemd.

T.G.J. de Meij (✉)
afdeling Kindergeneeskunde, VU medisch centrum, Amsterdam, Nederland

C.M.F. Kneepkens
Baarn, Nederland

A.M. Stok-Akerboom · G.H. Hofsteenge
afdeling Interne Geneeskunde, VU medisch centrum, Amsterdam, Nederland

© Bohn Stafleu van Loghum is een imprint van Springer Media B.V., onderdeel van Springer Nature 2018
M. Former et al. (Red.), *Informatorium voor Voeding en Diëtetiek*,
https://doi.org/10.1007/978-90-368-2165-0_4

Kinderen verschillen in een aantal opzichten van volwassenen. Niet alleen is het maag-darmstelsel, inclusief de lever, in de eerste levensmaanden functioneel en anatomisch nog in ontwikkeling, ook de aard van de, vaak aangeboren, lever-aandoeningen is bij kinderen anders. En als gevolg van groei en ontwikkeling veranderen de behoeften in de loop van de eerste levensjaren bovendien aanzienlijk. Leverziekten hebben bij kinderen daardoor deels andere consequenties dan bij volwassenen. Zeker bij chronische leverziekten komen voedingstoestand en groei eerder onder druk te staan, vaak met levenslange consequenties. Bij de (dieet)behandeling moet men daarmee rekening houden.

Naast het feit dat een relatief groot deel van de leveraandoeningen die kinderartsen en kinderdiëtisten in de dagelijkse praktijk tegenkomen, aangeboren is, worden bij de begeleiding van kinderen met leverproblemen ook andere vaardigheden vereist dan bij de begeleiding van volwassenen. In dit hoofdstuk ligt de nadruk op de gemeenschappelijke kenmerken van leveraandoeningen bij kinderen: cholestase, cirrose, en in een later stadium leverfalen. Een deel van de informatie die beschreven staat in het hoofdstuk *Voeding bij galblaas- en leveraandoeningen* is ook van toepassing op kinderen. Meer informatie over de rol van voeding bij de behandeling van zieke kinderen kan worden gevonden in het eind 2017 uitgekomen *Werkboek Voeding voor zieke kinderen* (VU Uitgeverij, Amsterdam).

4.2 Lever- en galwegaandoeningen bij kinderen

4.2.1 Cholestase

4.2.1.1 Prevalentie

Icterus (geelzucht) is het zichtbare gevolg van de stijging van de bilirubinespiegel in het bloed. Men onderscheidt ongeconjugeerde ('indirecte') en geconjugeerde ('directe') hyperbilirubinemie. Ongeconjugeerde hyperbilirubinemie wordt meestal, zoals bij de geelzucht van pasgeborenen, veroorzaakt door verhoogde bloedafbraak en wordt hier verder niet besproken.

Gestoorde uitscheiding van bilirubine door de lever, met geconjugeerde hyperbilirubinemie als gevolg, wordt meestal veroorzaakt door stagnatie van de uitscheiding van gal (cholestase). Cholestase komt in de eerste levensmaanden voor bij naar schatting 25–50 per 100.000 zuigelingen. Van cholestase bij oudere kinderen zijn geen prevalentiecijfers bekend.

4.2.1.2 Pathofysiologie

Bilirubine is een afbraakproduct van heem, het ijzerhoudende molecule in hemoglobine, dat zorgt voor de binding van zuurstof. 'Vrij' bilirubine is niet wateroplosbaar en wordt in het serum gebonden aan albumine. In de lever wordt bilirubine met glucuronzuur geconjugeerd tot een wateroplosbaar complex, dat met de gal

wordt uitgescheiden. Bij beschadiging van de levercellen (hepatitis), transportpro-
blemen over de celmembraan en problemen met de galafvoer komen bilirubine en
galzuren opnieuw in de circulatie terecht. Galzuren zijn toxisch en zorgen voor
fibrosering en uiteindelijk cirrose van de lever. Dat leidt weer tot stagnatie van
de bloedtoevoer en verhoging van de bloeddruk in het poortadergebied (portale
hypertensie). Het bloed zoekt dan andere wegen, zoals de kleine verbindingen tussen het intestinale en het algemene vaatbed in de slokdarm. De toegenomen door-
stroming doet varices ontstaan in de slokdarm, die kunnen gaan bloeden.

Het tekort aan galzuren in het darmlumen leidt tot vetmalabsorptie en tekorten
aan de vetoplosbare vitaminen A, D, E en K. Het gevolg op korte termijn is vitamine K-afhankelijke (hersen)bloedingen, voornamelijk bij borstgevoede zuigelingen, die nog onvoldoende eigen vitamine K-aanmaak hebben. Op de lange termijn
kunnen rachitis, neuropathie en groeiachterstand ontstaan (Sathe en Patel 2010).

Cholestase vindt zijn oorzaak in een groot aantal uiteenlopende aandoeningen,
zowel aangeboren als verworven. Kader 1 geeft een overzicht van de meest rele-
vante aandoeningen.

Kader 1 Oorzaken van cholestase en cirrose bij kinderen*
* Vetgedrukt: (relatief) veelvoorkomende oorzaken; cursief gedrukt: vrijwel
alleen bij oudere kinderen.

OBSTRUCTIE VAN DE GALWEGEN
– buiten de lever:
galgangatresie
primaire scleroserende cholangitis
choledochuscyste
– in de lever:
syndroom van Alagille
cystische fibrose
congenitale leverfibrose
polycysteuze leverziekte

GALVORMING EN TRANSPORT
– **progressieve familiaire intrahepatische cholestase (type 1, 2, 3)**
– galzuursynthesedefecten

HEPATOCELLULAIRE CHOLESTASE
– metabole ziekten:
alfa$_1$-antitrypsinedeficiëntie
aminozuurmetabolisme: tyrosinemie
koolhydraatmetabolisme: galactosemie, hereditaire fructose-intolerantie
vetmetabolisme: ziekte van Gaucher
ziekte van Wilson
fosfomannose-isomerasedeficiëntie

ENDOCRINOLOGISCHE AANDOENINGEN
– **hypopituïtarisme**
– hypothyreoïdie

VERWORVEN OORZAKEN
– **totale parenterale voeding**
– perinatale ischemie
– *chronische virale hepatitis (B, C), andere virusinfecties*
– *obesitas en niet-alcoholische vetlever*
– *medicamenten, drugs*
– *auto-immuunhepatitis*

IDIOPATHISCH

PNALD
De belangrijkste oorzaken van leverschade bij pasgeborenen zijn galgangatresie, waarbij afsluiting van de galwegen de afvoer van gal naar de darm belemmert, virale infecties en langdurige toediening van totale parenterale voeding (TPV). Met parenterale voeding geassocieerde leverschade (*parenteral nutrition-associated liver disease,* PNALD) wordt vooral gezien bij zuigelingen op de neonatale intensive care, maar kan ook bij oudere kinderen optreden.

De oorzaak van PNALD is multifactorieel, maar volgens recente inzichten staat verstoring van een specifieke receptor, de farnesoïde X-receptor, centraal in de pathofysiologie van cholestase (Yuan en Li 2016). Deze receptor speelt een belangrijke rol in synthese, secretie en transport van galzuren. Prematuriteit gaat gepaard met onrijpe leverfuncties, waardoor premature pasgeborenen extra gevoelig zijn voor PNALD. Andere factoren zijn onderbreking van de enterohepatische kringloop, wat leidt tot een kleinere, meer geconcentreerde galzuurpool, bacteriële overgroei in de niet-gebruikte darm, de absorptie van bacteriële endotoxinen en infecties, zoals sepsis (Israelite 2017). Verder spelen waarschijnlijk ook deficiënties en oxidatieve stress een rol. Ten slotte, maar niet in de laatste plaats, wordt PNALD in verband gebracht met de hoeveelheid en het type vetemulsie (Israelite 2017; Vlaardingerbroek en Goudoever 2015).

4.2.1.3 Klinische verschijnselen en diagnostiek

Icterus wordt zichtbaar bij bilirubinewaarden boven ongeveer 45 µmol/l (70 µmol/l bij pasgeborenen), het eerst in het oogwit. De hoge galzuurspiegel veroorzaakt hardnekkige jeuk. Bij pasgeborenen kan de cholestase leiden tot stopverfkleurige ontlasting. Vaak treedt groeiachterstand op. Vooral bij borstgevoede kinderen kunnen zich als gevolg van vitamine K-deficiëntie bloedingen in huid en hersenen voordoen. Bij lichamelijk onderzoek blijken lever en milt meestal vergroot te zijn. Bloedingen uit slokdarmvarices veroorzaken bloedspugen (hematemese) en stinkende, zwarte ontlasting (melena).

Bij aanvullend onderzoek wordt geconjugeerde hyperbilirubinemie gevonden. De leverenzymen zijn matig tot sterk verhoogd, net als de galzuurspiegel. Vaak zijn er stollingsstoornissen. Het verdere onderzoek is gericht op het vinden van de oorzaak. Echografie van de bovenbuik geeft informatie over de grootte van lever en milt, over de aanwezigheid en de mate van uitzetting van galblaas en galwegen, en over fibrosering en cirrose. Bovendien kan met dopplerechografie worden vastgesteld hoe de bloedstroom in de aanvoerende vaten verloopt als aanwijzing voor portale hypertensie. Leverbiopsie kan het sluitstuk zijn van de diagnostiek (Santos et al. 2010).

4.2.1.4   Behandeling

De therapie hangt af van de oorzaak van de cholestase. Bij galgangatresie moet op korte termijn een hersteloperatie plaatsvinden (hepatoporto-enterostomie, operatie volgens Kasai), bij schade door TPV is het streven om zo snel mogelijk over te gaan op enterale voeding; als dat niet mogelijk is, wordt de vetsamenstelling van de TPV aangepast. De ziekte van Wilson (een zeldzame, erfelijke stofwisselingsziekte die gekenmerkt wordt door stapeling van koper in onder andere de lever) wordt behandeld met penicillamine of zinksulfaat, fosfomannose-isomerasedeficiëntie met mannose. Bij veel andere oorzaken, zoals virale infecties en genetische afwijkingen, is echter geen causale therapie mogelijk of blijft restschade bestaan.

Chronische ontstekingsprocessen leiden onvermijdelijk tot levercirrose. Bij chronische cholestase is goede ondersteunende therapie dan ook essentieel. Ursodeoxycholzuur, een kunstmatig galzuur zonder toxiciteit voor de lever, vermindert de ontstekingsactiviteit in de lever, maar het staat niet vast dat het ook de prognose verbetert. Suppletie van de vetoplosbare vitaminen A, D, E en K is vrijwel altijd nodig (Sathe en Patel 2010). Bij zuigelingen met stollingsstoornissen moet met spoed intraveneuze toediening van 10 mg vitamine K plaatsvinden. Levercirrose is een onomkeerbaar proces dat meestal progressief is en op den duur kan leiden tot leverfalen. Bij galgangatresie is, ook bij optimale (operatieve) behandeling, uiteindelijk toch vaak levertransplantatie nodig (zie 4.2.4).

4.2.1.5   Dieetbehandeling

PNALD
Preventie is de belangrijkste maatregel. Het is duidelijk dat TPV alleen moet worden gegeven als enterale voeding (nog) niet mogelijk is, zoals bij sterk prematuur geboren kinderen en bij kinderen met het kortedarmsyndroom. Verder geldt altijd dat de periode van TPV-toediening zo kort mogelijk moet worden gehouden, dat

met de (her)introductie van enterale voeding zo snel mogelijk wordt begonnen, eventueel aanvankelijk als minimale enterale voeding (MEV), en dat deze zo snel mogelijk wordt uitgebreid. Dit laatste gebeurt op geleide van enerzijds de mate waarin de enterale voeding wordt verdragen (meestal afgemeten aan de hoeveelheid en consistentie van de ontlasting) en anderzijds de gewichtstoename, die zo goed mogelijk gewaarborgd moet blijven. De enterale voeding kan worden verrijkt met vertakteketenaminozuren en vetoplosbare vitaminen, bijvoorbeeld door een speciale voeding voor zuigelingen met cholestase te gebruiken (Heparon®).

Bij ernstige cholestase moet worden overwogen om de TPV te staken. Daarbij moet een enkele keer een periode van matige groei worden geaccepteerd. Als de TPV niet kan worden gestaakt omdat het niet lukt om het kind adequaat enteraal te voeden, wordt de vetemulsie op basis van sojaolie vervangen door een visoliepreparaat (Omegaven®), wat meestal een gunstig effect heeft op de leverwaarden. Visoliepreparaten bevatten zowel meervoudig onverzadigde langeketenvetzuren als een hoge concentratie vitamine E. De maximale dagdosering van dit preparaat is 1 g/kg (in plaats van de gebruikelijke 3 g/kg), wat enerzijds ten koste gaat van het energieaanbod en anderzijds mede de effectiviteit ervan kan verklaren (Vlaardingerbroek en Goudoever 2015). Een nieuwe mogelijkheid is het vervangen van vetemulsie op sojabasis door SMOFlipid. Deze emulsie van sojaolie, middellangeketentriglyceriden, olijfolie en visolie lijkt het risico van PNALD te beperken en bestaande cholestase te verbeteren (Dai et al. 2016). Een interessant gegeven is dat de verhouding tussen n-3-vetten en n-6-vetten in SMOF gelijk is aan die in moedermelk (Al-Shawani en Sigalet 2017).

Chronische cholestase
Door de vetmalabsorptie is de energiebehoefte 30–50 % hoger dan bij gezonde kinderen. Om groeivertraging te voorkomen, is adequate voedingstherapie nodig. Zuigelingen kunnen worden gevoed met Heparon®, een poedervormige dieetvoeding voor zuigelingen en kinderen met acute en chronische leveraandoeningen. Vanaf het tweede jaar wordt de voeding eventueel aangevuld met voedingssupplementen. Verder is suppletie met vetoplosbare vitaminen nodig (Sathe en Patel 2010; Yang et al. 2017).

4.2.2 Levercirrose

4.2.2.1 Pathofysiologie

Levercirrose is een onomkeerbaar proces van verbindweefseling en levercelregeneratie met verstoring van de normale opbouw van de lever als gevolg. Vrijwel elke chronische leverziekte leidt uiteindelijk tot cirrose (kader 1). Afhankelijk van de oorzaak kan cholestase vooraf zijn gegaan aan de cirrose, maar dat is zeker na de neonatale periode lang niet altijd het geval. De meest voorkomende oorzaak van leverafwijkingen bij oudere kinderen is niet-alcoholische vetlever (*non-alcoholic fatty liver disease*, NAFLD), meestal als complicatie van obesitas; ook moet worden gedacht aan virale hepatitis, auto-immuunhepatitis en scleroserende chol-angitis. Kennis van de oorzaak is van belang vanwege de mogelijke consequenties voor behandeling en prognose.

Bij kinderen met cirrose is, net als bij chronische leverziekten in het algemeen, het risico van ondervoeding groot. De oorzaken hangen deels samen met het onderliggende ziektebeeld, deels met de gevolgen ervan (kader 2).

Kader 2 Oorzaken van ondervoeding bij kinderen met leverziekte
VERMINDERDE INNAME
– anorexie;
– verminderde smaakgewaarwording;
– weinig smakelijk dieet;
– snelle verzadiging door orgaanvergroting en ascites;
– misselijkheid en braken door ontstekingsfactoren of medicatie.

VERHOOGDE BEHOEFTEN
– energiebehoefte verhoogd tot 150 % van aanbevolen hoeveelheid;
– hypermetabole status bij leverfalen;
– gevolgen van leverziekte, zoals peritonitis en varicesbloedingen;
– toename pro-inflammatoire cytokinen.

ENDOCRIENE DISFUNCTIE
– verstoorde as groeihormoon-insulineachtige groeifactor 1;
– verminderde productie van insulineachtige groeifactor 1;
– insulineongevoeligheid.

MALABSORPTIE EN VERSTOORD SUBSTRAATMETABOLISME
– verminderde glycogeenvoorraden;
– negatieve eiwitbalans;
– malabsorptie van vetten, essentiële vetzuren en vetoplosbare vitaminen;
– bacteriële overgroei met deconjugatie van galzouten;
– oedeem van de darmwand.

Bron: In aangepaste vorm overgenomen uit Yang et al. (2017)

4.2.2.2   Klinische bevindingen

De symptomen hangen af van het stadium waarin de cirrose verkeert. Aanvankelijk kunnen symptomen ontbreken of worden slechts vage klachten gemeld, zoals verminderd uithoudingsvermogen, verminderde eetlust en vage buikklachten. Later komen anorexie en moeheid meer op de voorgrond te staan en kan geelzucht ontstaan. Het eerste signaal van leverziekte kan ook een bij lichamelijk onderzoek gevonden vergroting van lever of milt zijn. Soms vindt men typische huidafwijkingen of trommelstokvingers. Aanvankelijk is de lever vergroot, maar naarmate de cirrose voortschrijdt, verschrompelt hij. De miltvergroting wordt veroorzaakt door stagnatie van de doorbloeding van de lever; toename van de cirrose leidt dan ook tot toename van de miltgrootte.

Vrijwel altijd gaat cirrose gepaard met groeivertraging en ondervoeding. Door de doorbloedingsstoornis van de lever (portale hypertensie) zoekt het uit milt en darmen afkomstige bloed andere wegen, waarbij onder meer spataderen (varices) in de slokdarm ontstaan, die kunnen leiden tot fors bloedbraken. Hypoalbuminemie in combinatie met portale hypertensie veroorzaakt vochtophoping in de buikholte (ascites). Door de orgaanvergroting en de ascites kan ondergewicht worden gemaskeerd, waardoor de voedingstoestand te optimistisch kan worden beoordeeld.

4.2.2.3 Diagnostiek

Bloedonderzoek geeft maar ten dele informatie over de ernst van de leverschade. De gebruikelijke levertests zijn vaak weinig afwijkend en kunnen zelfs normaal uitvallen. Hypoalbuminemie en stollingsstoornissen zijn relatief late bevindingen. Echografie van de lever toont kenmerkende afwijkingen. Met een speciale techniek (dopplerechografie) kan ook de bloedstroom naar de lever worden gemeten; als deze is afgenomen of zelfs van de lever af loopt, duidt dat op het omleiden van de bloedstroom via de slokdarmvarices. Als uit de voorgeschiedenis of het aanvullend onderzoek niet bekend is wat de oorzaak van de cirrose is, kan een leverbiopsie nodig zijn. Met elastografie kan echografisch de stijfheid van de lever worden gemeten als maat van verbindweefseling. Met de leverbiopsie als gouden standaard is de nauwkeurigheid van elastografie hoog voor het onderscheid tussen niet-significante en ernstige fibrose (cirrose), maar minder voor de verschillende stadia van fibrose (Pawluś et al. 2015).

Voor bepaling van de voedingstoestand wordt niet alleen afgegaan op lengte (achterblijvend bij chronische ondervoeding) en gewicht (vaak misleidend vanwege ascites en organomegalie), maar wordt bij voorkeur gebruikgemaakt van huidplooimetingen of de bovenarmomtrek. Biochemische tests, zoals bepaling van de prealbuminespiegel en onderzoek van de essentiëlevetzuurstatus, zijn weinig gevoelig.

4.2.2.4 Behandeling

Er is geen gerichte behandeling voor levercirrose. Het kunstmatige galzuur ursodeoxycholzuur kan in een vroeg stadium mogelijk de progressie van de cirrose vertragen. De behandeling bestaat in de eerste plaats uit het voorkomen en behandelen van complicaties, zoals het voorschrijven van diuretica bij ascites en propranolol bij slokdarmvarices, en optimalisering van de voedingstoestand.

Tabel 4.1 Vetoplosbare vitaminen bij chronische leverziekte; startdoseringen. Bron: Dijkstra en Verkade (2017)

vitamine	A	D	E	K
suppletie	5.000 IU/dag	800 IU/dag	tocofersolan 20–30 mg/dag	1 mg/dag

4.2.2.5 Dieetbehandeling

Ook voordat de leveraandoening tot cirrose heeft geleid, moet al aandacht worden besteed aan de voedingssituatie ter verbetering van welzijn en prognose. Door verspreid over de dag kleine maaltijden (met koolhydraten) aan te bieden, zeker bij ziekte, wordt het risico van hypoglykemie beperkt (Nightingale en Ng 2009). Beperking van de eiwitinname is niet nodig, tenzij in het eindstadium van de levercirrose, als deze wordt gecompliceerd door hepatische encefalopathie; (par. 4.2.3). In het algemeen is juist een hoog eiwitaanbod (9–11 % van de energiebehoefte) aangewezen om een anabole situatie te waarborgen.

Bij ernstige vetmalabsorptie kunnen de vetten deels als middellangeketentriglyceriden worden gegeven, met een maximum van 50 % van de totale hoeveelheid vet. Daarbij moet wel worden gezorgd dat het aanbod aan essentiële vetzuren op peil blijft. Met voedingssupplementen kan de energie-inname worden verhoogd. Verder is suppletie nodig van vetoplosbare vitaminen (tab. 4.1), zink en eventueel ijzer. Ook suppletie van calcium en magnesium kan nuttig zijn ter bevordering van de botopbouw. Over de noodzaak van suppletie met multivitaminepreparaten wordt wisselend gedacht, maar er bestaat geen bezwaar tegen (Nightingale en Ng 2009).

4.2.3 Leverfalen

4.2.3.1 Prevalentie

Acuut leverfalen komt bij kinderen weinig voor. Acute, snel verergerende leverziekten en chronische leveraandoeningen in het eindstadium gaan gepaard met ernstige disfunctie van de levercellen. Dit leidt tot hyperbilirubinemie, stijging van de leverenzymen, stollingsstoornissen en encefalopathie. In de helft van de gevallen is de oorzaak onbekend; bij pasgeborenen staan verder aangeboren stofwisselingsziekten en infecties (vooral hespessimplexvirus) voorop, terwijl het bij oudere kinderen vooral infecties en intoxicaties met paracetamol en andere medicamenten betreft (Scheenstra en Koot 2017).

4.2.3.2 Pathofysiologie

Bij acuut leverfalen zijn het vooral de synthese- en detoxificatiefuncties die het laten afweten. Tot de stofwisselingsziekten die bij oudere kinderen tot leverfalen kunnen leiden, behoren de ziekte van Wilson, erfelijke fructose-intolerantie en tyrosinemie; bij pasgeborenen gaat het in de eerste plaats om neonatale hemochromatose. Nu de patiënten met CF (cystische fibrose) steeds ouder worden, leidt de chronische leverschade ook bij hen steeds vaker tot leverfalen. Bij de infectieuze oorzaken gaat het vooral om de hepatitisvirussen A en B, en bij pasgeborenen om het herpessimplexvirus.

Bij 1 à 2 op de 1.000 patiënten met hepatitis A ontstaat acuut leverfalen. Deze wordt veroorzaakt door acute necrose van de levercellen, waarbij het 'skelet' van de lever geheel intact blijft. Toxische schade en schade door medicamenten komt op uiteenlopende wijzen tot stand, bijvoorbeeld door de uitschakeling van essentiële metabole processen. Paracetamol veroorzaakt bij overdosering leverschade door uitputting van de glutathionvoorraad in de lever en door de accumulatie van erytrocyten in de lever. De chronische leveraandoeningen zijn voor een groot deel dezelfde als de aandoeningen die leiden tot (neonatale) cholestase. Daarbij ontstaat leverfalen doordat de voortschrijdende verbindweefseling de normale doorbloeding en galafvloed in toenemende mate verhindert.

4.2.3.3 Klinische bevindingen

De klinische verschijnselen van leverfalen zijn direct terug te voeren op de uitval van de essentiële leverfuncties: toenemende geelzucht door hyperbilirubinemie, hypoglykemie door uitvallen van glycogenolyse en gluconeogenese, bloedingen als gevolg van stollingsstoornissen, ascites door hypoalbuminemie en veranderingen in bewustzijn of gedrag als gevolg van hepatische encefalopathie, veroorzaakt door hersenoedeem en de ophoping van ammoniak en bepaalde aminozuren. Vooral maag-darmbloedingen zijn berucht; bij leverfalen door decompensatie van de cirrose gaan deze meestal uit van de slokdarmvarices. Acuut leverfalen veroorzaakt weinig specifieke symptomen. Bewustzijnsveranderingen kunnen de eerste uiting zijn van hepatische encefalopathie als gevolg van het tekortschieten van de ontgiftingsfunctie van de lever en verstoring van het aminozuurprofiel.

Secundair aan het leverfalen kunnen ook problemen ontstaan met de longfunctie (hepatopulmonaal syndroom) en de nierfunctie (hepatorenaal syndroom).

4.2.3.4 Diagnostiek

Bij beginnend acuut leverfalen treden vrij typische veranderingen op in de bloedchemie, zoals sterke stijging en in tweede instantie daling van de serumconcentraties van de leverenzymen ASAT en ALAT, gepaard gaande met toenemende hyperbilirubinemie en verder hypoglykemie en hypoalbuminemie. Leverfalen gaat altijd gepaard met elektrolytstoornissen. Door de falende aanmaak van stollingsfactoren

ontstaan ook stollingsstoornissen, die niet kunnen worden gecorrigeerd door de toediening van vitamine K. De falende ontgiftingsfunctie van de lever leidt onder meer
tot hyperammoniëmie. Naast onderzoek naar de ernst van het leverfalen wordt ook
onderzoek ingezet naar de oorzaak, zoals virusserologie, metabool onderzoek en zo
mogelijk een leverbiopsie.

4.2.3.5 Behandeling

Voor de behandeling wordt de patiënt opgenomen op een intensivecareafdeling.
De metabole verstoringen, zoals elektrolytstoornissen en hypoglykemie, moeten worden gecorrigeerd. Bloeddruk en nierdoorstroming worden op peil gehouden door de toediening van plasmavervangers en medicamenten. Hersenoedeem
wordt bestreden; bij hepatische encefalopathie kan beademing nodig zijn. Maag-
darmbloedingen en ascites worden bestreden. Het beleid is erop gericht om het
kind in een zodanig stabiele conditie te houden dat het bij uitblijven van spontane
verbetering in aanmerking kan komen voor levertransplantatie (Scheenstra en Koot
2017). Hoe eerder levertransplantatie plaatsvindt en hoe beter de algemene conditie van de patiënt op dat moment is, des te beter zijn de transplantatieresultaten.
De mortaliteit van acuut leverfalen is hoog: zonder levertransplantatie overlijdt 50 tot 90 % van de patiënten, voornamelijk door cerebraal oedeem en sepsis.
Vooral de graad van hepatische encefalopathie, de oorzaak van het leverfalen, de
kwaliteit van de behandeling en tijdige levertransplantatie bepalen de prognose.
Levertransplantatie doet de mortaliteit dalen tot ongeveer 30 %.

4.2.3.6 Dieetbehandeling

De verstoring van de metabole functies van de lever heeft consequenties voor de
voedingstherapie (Dijkstra en Verkade 2017). Het is in de praktijk vaak niet mogelijk om een anabole situatie te bereiken. Omdat de eiwitinname bij encefalopathie
graad III-IV, waarbij het serumammoniak verhoogd is, moet worden beperkt tot
ongeveer 1–2 g/kg ideaal lichaamsgewicht per dag, moet het gegeven eiwit een
hoge biologische waarde hebben en verspreid over de dag worden toegediend.
Wat betreft de vetten wordt aanbevolen om deze deels als middellangeketenvet-
ten (MCT) te geven; dit kan geleidelijk worden opgevoerd tot maximaal 50–60 %
van het totale vetaanbod. Daarbij moet erop worden gelet dat de essentiële vetzuren linolzuur en alfalinoleenzuur minimaal 4 % van het energieaanbod blijven
uitmaken, in de verhouding 5 à 15:1. Er is extra suppletie nodig van vetoplosbare
vitaminen (tab. 4.1) en (op geleide van de serumspiegels) van calcium, fosfaat,
zink, selenium en magnesium (Dijkstra en Verkade 2017).

Als orale voeding problemen oplevert, bijvoorbeeld door de anorexie, kan de voeding enteraal worden aangeboden. Daarvoor kan wel een neus-maagsonde worden ingebracht, ook als er slokdarmvarices bestaan. Gastrostomie ('PEG-sonde') is echter gecontra-indiceerd vanwege de mogelijkheid van maagwandvarices, ascites en organomegalie. Om de gewenste eiwitbeperking te bereiken, wordt gewone (enterale) voeding aangevuld met een eiwitvrij preparaat en zo nodig met koolhydraat- en vetmodules. Verder moet rekening worden gehouden met het onderliggend lijden: bij galactosemie moet de voeding bijvoorbeeld galactosevrij zijn.

4.2.4 Levertransplantatie

4.2.4.1 Indicaties

Orthotope levertransplantatie (OLT, waarbij de nieuwe lever op de plaats komt van de oude) wordt bij kinderen in Nederland sinds 1982 uitgevoerd. De belangrijkste indicaties zijn acute en chronische leverinsufficiëntie (leverfalen). Acute leverinsufficiëntie kan het gevolg zijn van virale infecties en intoxicaties, bijvoorbeeld paracetamoloverdosering. Chronische leverinsufficiëntie ontstaat vrijwel altijd doordat een chronische leverziekte heeft geleid tot progressieve cirrose. Voorbeelden zijn galgangatresie en andere aangeboren leverziekten, cystische fibrose, auto-immuunhepatitis en NAFLD (Spada et al. 2009; Verkade en Scheenstra 2017). Ook levertumoren, vaatafwijkingen en stofwisselingsziekten kunnen soms worden behandeld met OLT.

4.2.4.2 Procedure

Bij chronische leverinsufficiëntie wordt het tijdstip van transplantatie bepaald door de mate van achteruitgang van de leverfunctie en de klinische conditie van de patiënt. Daarvoor is vroegtijdige verwijzing naar een transplantatiecentrum noodzakelijk; voor kinderen in Nederland is dat het UMC Groningen. De wachttijd voor een geschikte donorlever is langer naarmate het kind jonger (en dus kleiner) is en kan meer dan een jaar bedragen. Daarom wordt steeds vaker gebruikgemaakt van leversegmenten van levende donoren (familietransplantatie). De levertransplantatie zelf is een complexe, langdurige operatie. Verklevingen door voorgaande operaties, vaatnieuwvormingen (collateralen) en een slechte voedingstoestand van het kind bemoeilijken de procedure (Verkade en Scheenstra 2017).

4.2.4.3 Behandeling en complicaties

De postoperatieve behandeling bestaat uit een combinatie van immunosuppressiva, waaronder prednison, die afstoting van het donororgaan moeten verhinderen

(Spada et al. 2009). Aanvankelijk wordt de immunosuppressieve therapie hoog gedoseerd, maar na enkele maanden is een relatief lage onderhoudsdosering voldoende. De resultaten van OLT zijn goed, met 82 % vijfjaarsoverleving en 79 % tienjaarsoverleving (Verkade en Scheenstra 2017), maar vanwege de grote kans op complicaties is ook op de lange termijn intensieve controle noodzakelijk.

Als het transplantaat niet aanslaat, is direct een nieuwe transplantatie nodig. Ook bij trombose van de leverarterie kan het nodig zijn om snel opnieuw een OLT te verrichten. Bij een deel van de kinderen doen zich direct postoperatief bloedingen voor als gevolg van de vele collateralen of van stollingsstoornissen. Verder komt vooral acute rejectie vaak voor; deze reageert meestal goed op tijdelijke intensivering van de medicamenteuze behandeling. Andere complicaties zijn problemen met de galafvloed, bacteriële en virale infecties en bijwerkingen van de medicatie, zoals hypertensie en nierfunctiestoornissen. Op den duur kunnen 'tweede tumoren' ontstaan, vooral het gevolg van de reactivering van lymfotrope virussen, zoals het epstein-barrvirus.

4.2.4.4   Dieetbehandeling

De meeste getransplanteerde kinderen hebben al vóór de OLT groeiachterstand opgelopen als gevolg van complicaties van de oorspronkelijke aandoening. Omdat optimalisering van de voedingstoestand de resultaten verbetert, is het van groot belang om zo mogelijk al vóór de transplantatie voedingsinterventie te starten. De groeiachterstand wordt na de OLT meestal niet ingehaald, maar wel tot staan gebracht. Daarbij is adequate diëtistische begeleiding van groot belang. Er zijn in principe geen dieetbeperkingen, maar door de oorspronkelijke aandoening en ook door de uitgebreide medicatie kan de eetlust beperkt zijn. Eventueel wordt tijdelijk (aanvullende) enterale voeding gegeven. Ter voorkoming van osteoporose als complicatie moet langdurig gebruik van prednison worden gecombineerd met suppletie van calcium en vitamine D.

4.3   Tot besluit

Leveraandoeningen bij kinderen zijn relatief zeldzaam; diagnostiek en therapie vergen specialistische kennis. Kinderen met een chronische leveraandoening worden meestal behandeld in een universitair medisch centrum. Dit gebeurt echter vaak met medebehandeling door een kinderarts en diëtist in een algemeen ziekenhuis. Na een levertransplantatie wordt de dagelijkse begeleiding door de afdeling kinder-MDL van het UMC Groningen overgedragen aan de verwijzend kinderarts. Enige kennis van de specifieke problematiek van leverpathologie bij kinderen is dus ook zinvol voor klinisch werkzame (kinder)diëtisten. De belangrijkste elementen van de dieetbehandeling zijn een voldoende hoog energieaanbod, waarbij rekening moet worden gehouden met vetmalabsorptie als complicerende factor, en extra suppletie van vetoplosbare vitaminen en zo nodig zink.

Literatuur

Al-Shahwani, N. H., & Sigalet, D. L. (2017). Pathophysiology, prevention, treatment, and outcomes of intestinal failure-associated liver disease. *Pediatric Surgery International, 33,* 405–411.

Dai, Y. J., Sun, L. L., Li, M. Y., Ding, C. L., Su, Y. C., Sun, L. J., et al. (2016). Comparison of formulas based on lipid emulsions of olive oil, soybean oil, or several oils for parenteral nutrition: A systematic review and meta-analysis. *Advances in Nutrition, 7,* 279–286.

Dijkstra, T., & Verkade, H. J. (2017). Leverziekten. In K. F. M. Joosten, D. van Waardenburg & C. M. F. Kneepkens (Red.), *Werkboek voeding voor zieke kinderen* (pag. 154–160). Amsterdam: VU Uitgeverij.

Israelite, J. C. (2017). Pediatric parenteral nutrition-associated liver disease. *Journal of Infusion Nursing, 40,* 51–54.

Nightingale, S., & Ng, V. L. (2009). Optimizing nutritional management in children with chronic liver disease. *Pediatric Clinics of North America, 56,* 1161–1183.

Pawluś, A., Sokołowska-Dąbek, D., Szymańska, K., Inglot, M. S., & Zaleska-Dorobisz, U. (2015). Ultrasound elastography – review of techniques and its clinical applications in pediatrics. Part 1. *Advances in Clinical and Experimental Medicine, 24,* 537–543.

Santos, J. L., Choquette, M., & Bezerra, J. A. (2010). Cholestatic liver disease in children. *Current Gastroenterology Reports, 12,* 30–39.

Sathe, M. N., & Patel, A. S. (2010). Update in pediatrics: Focus on fat-soluble vitamins. *Nutrition in Clinical Practice, 25,* 340–346.

Scheenstra, R., & Koot, B. G. P. (2017). Acuut leverfalen. In C. F. M. Gijsbers, M. Groeneweg, C. M. F. Kneepkens, F. T. M. Kokke, B. G. P. Koot & E. H. H. M. Rings (Red.), *Werkboek kindermaag-darm-leverziekten* (pag. 439–447). Amsterdam: VU Uitgeverij.

Spada, M., Riva, S., Maggiore, G., Cintorino, D., & Gridelli, B. (2009). Pediatric liver transplantation. *World Journal of Gastroenterology, 15,* 648–674.

Vlaardingerbroek, H., & Goudoever, J. B. van (2015). Intravenous lipids in preterm infants: Impact on laboratory and clinical outcomes and long-term consequences. *World Review of Nutrition and Dietetics, 112,* 71–80.

Verkade, H. J., & Scheenstra, R. (2017). Levertransplantatie. In C. F. M. Gijsbers, M. Groeneweg, C. M. F. Kneepkens, F. T. M. Kokke, B. G. P. Koot & E. H. H. M. Rings (Red.), *Werkboek kindermaag-darm-leverziekten* (pag. 439–447). Amsterdam: VU Uitgeverij.

Yang, C. H., Perumpail, B. J., Yoo, E. R., Ahmed, A., & Kerner, J. A., Jr. (2017). Nutritional needs and support for children with chronic liver disease. *Nutrients, 9,* 1127.

Yuan, Z. Q., & Li, K. W. (2016). Role of farnesoid X receptor in cholestasis. *Journal of Digestive Diseases, 17,* 501–509.

Hoofdstuk 5
Voeding bij pancreasaandoeningen

Augustus 2018

H.J. van der Linde-van Dijk en E.N. Brons

Samenvatting In dit hoofdstuk wordt ingegaan op het voedingsbeleid bij acute pancreatitis, chronische pancreatitis en het pancreascarcinoom. Respectievelijk worden de anatomie, fysiologie, pathologie, epidemiologie, etiologie, klinische verschijnselen en diagnostiek, prognose en complicaties, medische behandeling en uiteraard het te volgen voedingsbeleid besproken. De afgelopen jaren is er veel wetenschappelijk onderzoek verricht naar het voedingsbeleid bij pancreatitis en het pancreascarcinoom, waardoor er nieuwe inzichten zijn gekomen in het voedingsbeleid. De huidige voedingsadviezen zijn steeds meer evidence-based. Vooral het eerdere principe van pancreasrust is verlaten. Dit hoofdstuk is gebaseerd op de meest recente wetenschappelijke literatuur.

5.1 Anatomie en fysiologie van het pancreas

Het pancreas (de alvleesklier) is een langgerekt orgaan van 12–15 centimeter lang en 70–100 gram zwaar en is gelegen in het retroperitoneum, het gebied aan de achterzijde van het abdomen (fig. 5.1). Het orgaan speelt een belangrijke rol bij de spijsvertering en bij de regulatie van de bloedglucosespiegel.

Het pancreas bestaat uit een dikker gedeelte, de kop (caput), een lichaam (corpus) en een dun uitlopende staart (cauda). Aan de bovenzijde ligt het pancreas tegen de maag, aan de onderzijde tegen de dunne darm en de kop is gelegen in de binnenbocht van het duodenum. Het lichaam en de staart bevinden zich voor de wervelkolom en de grote bloedvaten, achter in de buik. Histologisch bestaat het pancreas voornamelijk uit exocrien weefsel (externe secretie naar de darm) en voor een klein gedeelte uit endocrien weefsel (interne secretie naar het bloed).

Met dank aan dr. B.W.M. Spanier, maag-, darm-, leverarts Ziekenhuis Rijnstate, locatie Arnhem

---

H.J. van der Linde-van Dijk (✉) · E.N. Brons
Ziekenhuis Rijnstate, Arnhem, Nederland

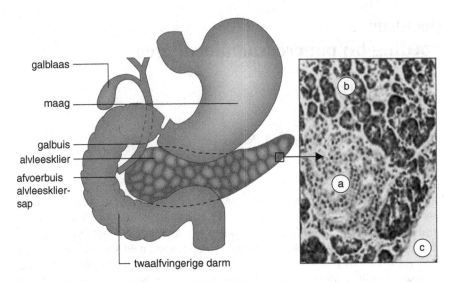

galblaas

maag

galbuis

alvleesklier

afvoerbuis
alvleesklier-
sap

twaalfvingerige darm

b

a

c

Figuur 5.1 Alvleesklier (pancreas): ligging (links) en microfoto (rechts). **a** Eilandje van Langerhans. **b** Exocrien klierweefsel. **c** Afvoerbuis voor alvleeskliersap

5.1.1 Exocrien weefsel

Het exocriene weefsel produceert ongeveer 1,2 liter pancreassap per dag. Dit wordt via de afvoerbuis van het pancreas (ductus pancreaticus of alvleesklierbuis) afgevoerd en komt uit in de papil van Vater, in het duodenum, ongeveer 10 cm voorbij de pylorus. Op dezelfde plek komt ook de galgang (ductus choledochus) uit. De ductus choledochus loopt door de pancreaskop heen. Het pancreassap bevat amylolytische enzymen (waaronder amylase), proteolytische enzymen (protease) en lipolytische enzymen (voornamelijk lipase). Deze enzymen zijn nodig voor de vertering van koolhydraten, eiwitten en vetten. Verder bevat het sap grote hoeveelheden bicarbonaat om de zure maaginhoud te neutraliseren.

Onder invloed van het enzym enterokinase, dat wordt geproduceerd door de wand van het duodenum, wordt het inactieve pro-enzym trypsinogeen in het darmlumen geactiveerd tot trypsine. Trypsine activeert vervolgens de andere proteolytische enzymen.

De enzymen in het pancreassap worden in een niet-actieve vorm geproduceerd om autodigestie (zelfvertering) van het pancreas, als gevolg van vertering van de eiwitten waaruit het pancreas is opgebouwd, te voorkomen.

De exocriene pancreassecretie verloopt in drie fasen.

De cefalische fase (neurale stimulus)

Deze wordt opgewekt door stimulering van de nervus vagus bij het denken aan en bij het ruiken, zien, proeven en kauwen van voedsel. Deze fase is dan ook altijd aanwezig. De cefalische fase levert ongeveer 10 % van de maximale enzymsecretie.

De gastrische fase (chemische stimulus)

Door volumetoename in de maag wordt het hormoon gastrine vrijgemaakt dat de pancreassecretie stimuleert. Dit leidt tot een maximale enzymsecretie van 5 à 10 %.

De intestinale fase (hormonale stimulus)

De hormonale stimulus komt op gang als er zure maaginhoud in het duodenum komt. De darmwand reageert hierop met de aanmaak van cholecystokinine en secretine. Die stimuleren via het bloed het pancreas tot afscheiding van pancreassap. Deze fase is verantwoordelijk voor een productie van 70 tot 80 % van de maximale enzymsecretie.

5.1.2 Endocrien weefsel

Het endocriene deel van het pancreas wordt gevormd door alfacellen en bètacellen, gelegen in de eilandjes van Langerhans. Die produceren onder andere de hormonen glucagon en insuline die een essentiële rol spelen bij het reguleren van de bloedglucosespiegel.

Een endocriene pancreasinsufficiëntie kan leiden tot diabetes mellitus (hoofdstuk 'Diabetes mellitus bij volwassenen' door E.R.G. Kuipers, 2016).

5.2 Acute pancreatitis

5.2.1 Pathologie en definitie

Acute pancreatitis is een acuut ontstekingsproces van het pancreas, waarbij omliggende weefselstructuren en/of organen op afstand betrokken kunnen raken. Onder normale omstandigheden worden de proteolytische enzymen, zoals trypsine, pas in het duodenum geactiveerd. Door een te vroege activatie van de proteolytische pancreasenzymen in het pancreas ontstaat een acute pancreatitis, wat leidt tot autodigestie van het pancreas.

Er is sprake van een acute pancreatitis als een patiënt aan twee van de volgende drie criteria voldoet:

– een verhoging van het serumamylase- en/of het -lipasegehalte meer dan driemaal de bovengrens van de normaalwaarde;
– acute pijnklachten in de bovenbuik;
– karakteristieke bevindingen op een CT-scan met contrast.

Een acute pancreatitis kan een mild beloop hebben (80–85 %), waarbij er sprake is van interstitieel oedeem in het pancreas en afwezigheid van orgaanfalen en/of lokale of systemische complicaties. De mortaliteit is hierbij minder dan 2 %. Bij ongeveer 15–20 % van de patiënten leidt de ontsteking tot een ernstige pancreatitis met necrose en/of orgaanfalen. Van de patiënten met een steriele necrose (70 %) is de mortaliteit ongeveer 12 %, bij een geïnfecteerde necrose (30 %) is de mortaliteit 25 %. De totale mortaliteit wordt geschat op 5 à 10 %.

5.2.2 Epidemiologie

Acute pancreatitis komt vooral voor in de leeftijdscategorie van 40 tot 60 jaar. De prevalentie van acute pancreatitis in Nederland wordt geschat op 16 per 100.000.

De incidentie van acute biliaire pancreatitis is de afgelopen decennia toegenomen. Een verklaring hiervoor is de toegenomen prevalentie van galstenen, als gevolg van een toename van obesitas en het bereiken van een hogere leeftijd van de mens (hoofdstuk 'Voeding bij galblaas- en leveraandoeningen' door A.S. Donker, 2017).

5.2.3 Etiologie

De belangrijkste oorzaken voor het ontstaan van een acute pancreatitis zijn galstenen (biliaire pancreatitis 40 %) en alcoholmisbruik (30 %). Galstenen kunnen obstructie veroorzaken van de ductus pancreaticus, waardoor de afvloed van pancreassap belemmerd wordt. De proteolytische pancreasenzymen worden hierdoor te vroeg geactiveerd, met een pancreatitis tot gevolg. Het is niet precies bekend op welke manier (overmatig) alcoholgebruik het ontstaan van een acute pancreatitis veroorzaakt.

Belangrijke andere oorzaken zijn post-ERCP-pancreatitis (5–10 %), medicatie (< 5 %), hypertriglyceridemie (2–5 %), hypercalciëmie, trauma, auto-immuunpancreatitis, pancreasdivisum (anatomische variant), genetisch, een tumor in of nabij het pancreas en virale/parasitaire infectie. De oorzaak van ongeveer 10 % is idiopathisch (zonder aanwijsbare oorzaak).

5.2.4 Klinische verschijnselen en diagnostiek

Op de voorgrond staan acute pijnklachten in de bovenbuik, die snel in hevigheid kunnen toenemen. De pijn kan uitstralen naar de rug tussen de schouderbladen, vaak linkszijdig, of naar de borst, is intens en kan zonder onderbreking uren tot dagen aanhouden. Typerend is dat de pijn kan afnemen wanneer de patiënt vooroverbuigt en de knieën optrekt. Een pancreatitis veroorzaakt door galstenen begint vaak met kolieken, gevolgd door een continue pijn als gevolg van de acute pancreatitis.

De diagnose wordt, zoals reeds vermeld, gesteld middels het uitvoeren van laboratoriumonderzoek (amylase en/of lipase), zo nodig aangevuld met een CT-scan (Computer Tomografie-scan).

- De serumamylasewaarde bij een acute pancreatitis stijgt binnen 2–12 uur na het ontstaan, waarbij de hoogste waarde wordt bereikt binnen 48 uur. Deze is meestal 4–6 maal de bovengrens van normaal. De stijging wordt veroorzaakt door een verstopping van de ductus pancreaticus (alvleeskliergang) of door celbeschadiging. Dit leidt tot verplaatsing van de pancreasenzymen naar het serum. Het amylase normaliseert na 3–5 dagen. De hoogte van het amylase is niet gecorreleerd aan de ernst van de ziekte; het vervolgen van het amylase heeft daarom geen meerwaarde.
- De serumlipase-activiteit stijgt bij een acute pancreatitis binnen 4–8 uur na het ontstaan, waarbij de hoogste waarde na ongeveer 24 uur wordt bereikt. De verhoging kan 8–14 dagen waarneembaar zijn. De hoogte van het lipase correleert niet met de ernst van de ziekte. De sensitiviteit van lipase is hoger dan die van amylase, met name bij alcoholische pancreatitis en late presentatie.
- Met een CT- of MRI-scan (Magnetic Resonance Imaging-scan) worden afwijkingen en complicaties van de pancreatitis vastgesteld, zoals necrose, abcesvorming, vochtcollecties en verkalkingen. Beeldvorming wordt bij voorkeur pas na 72 uur na het ontstaan van de klachten gedaan, omdat eventuele afwijkingen daarvoor nog niet te zien zijn en vroege beeldvorming nauwelijks tot verandering van het beleid leidt.

5.2.5 Prognose en complicaties

De eerste 48 tot 72 uur zijn van belang om een inschatting te maken van de ernst van het beloop, om zo het medische beleid te kunnen bepalen. Om de prognose (voorspeld mild of voorspeld ernstig) van een acute pancreatitis te bepalen kan het best gebruik worden gemaakt van de Systemic Inflammatory Response Syndrome (SIRS-)criteria en het C-reactieve proteïne (CRP). Hiernaast zijn de klinische verschijnselen (o.a. hypotensie, oligurie, pleuravocht) een goede subjectieve voorspeller. Ook zijn er de complexe scoresystemen om een inschatting te maken van de ernst van de pancreatitis, zoals de CT-Balthazar-score, Ranson-score, Glasgow-score (IMRIE-criteria), BISAP en APACHE-II. In de praktijk worden deze echter niet vaak gebruikt.

De prognose wordt mede beïnvloed door de leeftijd, comorbiditeit en Body Mass Index (BMI).

De volgende onderzoeksmethoden geven aanvullende informatie over het beloop en eventuele complicaties van de ziekte.

SIRS
Iemand voldoet aan de SIRS-criteria als er sprake is van twee of meer van de volgende criteria:

- afwijkende lichaamstemperatuur;
- tachycardie (hoge hartfrequentie);
- tachypnoe (hoge ademhalingsfrequentie);
- afwijkend aantal leukocyten in het serum.

Indien er sprake is van persisterende SIRS (> 48 uur), wordt dit geassocieerd met multiorgaanfalen en een verhoogde mortaliteit.

Serum CRP
Dit is een aspecifieke indicator voor acute ontstekingsprocessen die samenhangt met de ernst van de ontsteking. Een CRP hoger dan 150 mg/l binnen 48 uur na opname voorspelt een ernstig beloop.

Leukocyten
Een verhoging wijst op ontstekingen, zoals geïnfecteerde abcessen en necrose van of rondom het pancreas.

Bilirubine
Een verhoging wijst op een galwegobstructie, zoals een galsteen, oedeem van het pancreas of een tumor.

Echografie
Met behulp van geluidsgolven kan een goed beeld verkregen worden van de diameter van de ductus choledochus en eventuele galstenen.

MRCP (Magnetic Resonance Cholangio Pancreatography)
Eventuele afwijkingen van de galwegen of pancreasgang worden afgebeeld, zoals dilatatie ten gevolge van een galsteen of pancreasdivisum.

EUS (endoscopische echografie)
Met deze echografie kunnen galstenen in de galgang of afwijkingen in het kopgebied van het pancreas worden vastgesteld.

CT- of MRI-scan
Met contrast worden afwijkingen en complicaties van het pancreas vastgesteld, zoals necrose, abcesvorming, vochtcollecties en verkalkingen.

Veelvoorkomende lokale complicaties zijn (geïnfecteerde) necrose, vochtcollecties en (geïnfecteerde) pseudocysten. Systemische complicaties die kunnen optreden zijn onder andere sepsis, multiorgaanfalen, koorts, misselijkheid en braken. Hiernaast kan (tijdelijk) een endocriene en exocriene pancreasinsufficiëntie optreden. Bij recidiverende pancreatitis kan een chronische pancreatitis ontstaan.

5.2.6 Behandeling

In eerste instantie wordt met een conservatief beleid geprobeerd de ontsteking tot rust te laten komen. De behandeling is gericht op het wegnemen van de oorzaak, het bestrijden van klachten en het voorkomen van complicaties.

De ernst en de oorzaak van de pancreatitis zijn bepalend voor de behandeling. De behandeling zal onder andere bestaan uit:

– forse hydratie middels het toedienen van intraveneus vocht, met 5–10 ml/kg/uur (in de praktijk 3–4 liter per 24 uur), waarmee minder morbiditeit en mortaliteit wordt nagestreefd;
– adequate pijnbestrijding met medicatie, meestal is morfine nodig;
– ERCP (endoscopische retrograde cholangiopancreaticografie, een kijkonderzoek van de galwegen en de afvoergang van het pancreas) voor het verwijderen van sludge (galmodder) en/of galstenen, en het uitvoeren van een papillotomie (wijder maken van de opening van de afvoergang van de galwegen) bij een biliaire pancreatitis. Indien cholangitis, dan wordt ERCP uitgevoerd binnen 24 uur;
– maaghevel bij braken als gevolg van een ileusbeeld;
– draineren van geïnfecteerde vochtcollecties (abces);
– insuline bij endocriene pancreasinsufficiëntie;
– pancreasenzymen bij exocriene pancreasinsufficiëntie;
– antibiotica, alleen bij geïnfecteerde pancreasnecrose of andere infecties;
– chirurgie om geïnfecteerd necrotisch weefsel te verwijderen;
– cholecystectomie: bij milde biliaire pancreatitis bij voorkeur nog tijdens de huidige opname, bij ernstige pancreatitis na zes weken.

5.2.7 Voedingsbeleid

Het voedingsbeleid is afhankelijk van de klinische situatie, zoals pijn, misselijkheid en braken, en van de voedingstoestand. Hierbij wordt onderscheid gemaakt tussen een (voorspeld) mild en een (voorspeld) ernstig beloop van de pancreatitis, waarbij deze laatste samenhangt met een hogere energie- en eiwitbehoefte.

Tot enkele jaren geleden werd het concept van pancreasrust als basisprincipe van de voedingsbehandeling gehanteerd. De hypothese van pancreasrust was gebaseerd op het verminderen van de exocriene pancreassecretie door het onthouden

van voedsel en vocht uit angst voor stimulatie van het pancreas. Dit principe is
gebaseerd op de fysiologische werking van het lichaam, maar wetenschappelijke
onderbouwing ontbrak. Onderzoek en praktijk lieten bij deze conservatieve maatregelen geen positieve effecten zien op het ziektebeloop. Pancreasrust als uitgangspunt van de voedingsbehandeling is inmiddels dan ook achterhaald.

5.2.7.1   Voedingstoestand en energie- en eiwitbehoefte

5.2.7.1.1   Voedingstoestand

Er is geen reden om aan te nemen dat patiënten met een acute pancreatitis bij
opname in een slechte voedingstoestand verkeren, tenzij er sprake is van comorbiditeit die kan leiden tot een verminderde voedingstoestand. Patiënten opgenomen met een acute biliaire pancreatitis (ontstaan door galstenen), hebben vaak een
hogere BMI en zijn daarbij meestal in een goede voedingstoestand.

Alcoholisme is een veelvoorkomende oorzaak (30 %) van pancreatitis. Het is
bekend dat 50 tot 80 % van de chronisch alcoholisten ondervoed is. Hoewel het
nog niet specifiek onderzocht is bij pancreatitis, blijkt bij andere ziektebeelden dat
een slechte voedingstoestand een risicofactor is voor het ontstaan van complicaties
en leidt tot een hogere morbiditeit.

5.2.7.1.2   Energie- en eiwitbehoefte

Bij een milde pancreatitis is het klinisch beloop ongecompliceerd met doorgaans
een spoedig herstel, waarbij geen sprake is van een verhoogde energie- en eiwitbehoefte. Als gevolg van inflammatoire reacties is tijdens de acute fase van een
ernstige (necrotiserende) pancreatitis sprake van een verhoogd basaalmetabolisme
en eiwitafbraak tot 40 gram per dag, waarbij 80 % van alle patiënten katabool is.

Door het ontbreken van wetenschappelijk onderzoek bestaan er geen eenduidige aanbevelingen ten aanzien van de energiebehoefte bij een acute pancreatitis.
In 1991 is een onderzoek uitgevoerd naar het rustmetabolisme bij patiënten met
een pancreatitis. Dit onderzoek toonde aan dat het basaalmetabolisme varieerde
van 77 tot 139 % van de energiebehoefte berekend volgens de Harris en Benedict-
formule uit 1984.

Het gebruik van de 30 kcal/kg-methode wordt afgeraden. Onderzoek, waarbij de indirecte calorimetrie als gouden standaard is afgezet tegen deze methode,
resulteerde in grote onderschatting bij patiënten met ondergewicht en overschat-
ting bij patiënten met overgewicht.

Voor de berekening van de energiebehoefte wordt in de praktijk veelal gebruikgemaakt van de Harris en Benedict-formule. Hierbij dient uitgegaan te worden
van het actuele gewicht. Bijstellen van het gewicht bij mensen met overgewicht
leidt tot onderschatting van de energiebehoefte. Indien er sprake is van ondergewicht is het energieverbruik relatief hoog door behoud van orgaanmassa, waardoor

overwogen kan worden om het gewicht naar boven bij te stellen voor het berekenen van de energiebehoefte. Hiervoor is echter geen onderbouwing.

Bij patiënten met een ernstige acute pancreatitis is ondanks een optimaal voedingsbeleid een verlies van de eiwitvoorraad niet te voorkomen. Pas wanneer de ernstige complicaties zijn opgeheven, is anabolie weer mogelijk. Bij een pancreatitis is een extra hoeveelheid eiwit van 20–40 gram per dag boven de basis behoefte van 0,8–1,0 gram eiwit per kg huidig lichaamsgewicht nodig om de hoge eiwitafbraak te compenseren.

Bij overgewicht dient voor de berekening van de energiebehoefte het gewicht gecorrigeerd te worden vanaf een BMI boven de 30 naar een BMI van 27,5 kg/m^2. Bij ondergewicht (een BMI < 20) wordt het gewicht gecorrigeerd naar een BMI van 20 kg/m^2.

Over de voedingsbehoefte tijdens de herstelfase van de acute pancreatitis is geen evidence-based literatuur beschikbaar. Er wordt verwacht dat die lager is dan tijdens de acute fase.

5.2.7.2 Voedingsbeleid bij een milde acute pancreatitis

Eerder werd aangenomen dat te vroeg starten met orale voeding een verergering van de pancreatitis met toename van pijn zou veroorzaken, waardoor er enkele dagen een 'niets per os'-beleid werd gevoerd. Ondertussen zijn er diverse onderzoeken uitgevoerd die deze aanname niet kunnen bevestigen en laten zien dat vroeg voeden geen toename geeft van abdominale pijn, misselijkheid en braken. Er kan worden gestart met een orale voeding, als er geen sprake is van een ileus, er een afname is van pijnklachten en/of de patiënt weer zin heeft in eten.

Meerdere studies hebben verschillende typen voeding in consistentie met elkaar vergeleken. Er werd geen verschil gezien tussen de verschillende soorten voeding. Ook is er geen literatuur beschikbaar die de meerwaarde van een vetbeperkte voeding beschrijft. Dat betekent dat de patiënt kan starten met vast voedsel zonder specifieke beperkingen wat betreft consistentie en volgens de *Richtlijnen goede voeding.*

Indien de oorzaak van de pancreatitis gelegen is in alcoholgebruik, wordt het drinken van alcohol afgeraden.

Wanneer de patiënt ondervoed is en/of orale voeding niet in voldoende mate mogelijk is vanwege aanhoudende pijn gedurende meer dan vijf dagen, dienen aanvullende orale dieetproducten of sondevoeding gestart te worden. Indien sondevoeding is geïndiceerd, kan polymere sondevoeding over de maag worden gegeven.

Een milde acute pancreatitis blijkt weinig invloed te hebben op de voedingstoestand of het metabolisme. Het is van belang te voorkomen dat de patiënt langer dan vijf dagen een minimale voedingsinname heeft zonder zicht op verbetering. Voedingsondersteuning is dan ook geïndiceerd als er geen klinische verbetering optreedt in de eerste week, er toch sprake blijkt te zijn van een ernstige pancreatitis of wanneer er complicaties optreden.

5.2.7.3 Voedingsbeleid bij ernstige acute pancreatitis

5.2.7.3.1 Ernstige pancreatitis in de acute fase

Ongeacht de ernst van de pancreatitis mag gestart worden met het aanbieden van een orale voeding. Opbouwen in consistentie heeft geen meerwaarde. Het kan nodig zijn de voeding aan te vullen met drinkvoeding.

Recent onderzoek toont aan dat binnen 24 uur starten met sondevoeding geen voordelen heeft ten opzichte van starten met orale inname na 72 uur (of eerder, wanneer de patiënt daarom verzocht). Een groot deel van de oraal gevoede patiënten bleek geen sondevoeding nodig te hebben.

Wanneer het niet lukt om binnen vier dagen een toereikende orale voeding te gebruiken, dient alsnog gestart te worden met (volledige) sondevoeding. Een polymere sondevoeding wordt even goed verdragen als een (semi-)elementaire voeding. Zowel de activiteit van de darmvlokken als ook enige restcapaciteit van het pancreas zorgen ervoor dat een polymere voeding goed verteerd kan worden. Tevens is er bij continue sondevoeding geen sprake van een piekbelasting met LCT vet.

Het geven van nasogastrische sondevoeding is veilig. Wanneer dit niet wordt getolereerd, bijvoorbeeld bij aanhoudende misselijkheid, braken, vol en opgeblazen gevoel als gevolg van bijvoorbeeld gastroparese of door een vernauwing in het duodenum door zwelling van de pancreaskop, is voeden over een postpylorische voedingssonde geïndiceerd.

Indien er sprake is van een aanhoudende (paralytische) ileus dient totale parenterale voeding gestart te worden. Bij een goed gevoede patiënt kan zeven dagen worden gewacht met het starten ervan, aangezien vroege parenterale voeding geassocieerd is met meer infecties en een langere opnameduur. Bij patiënten die in een slechte voedingstoestand zijn, dient zo spoedig mogelijk met totale parenterale voeding gestart te worden, wanneer enterale voeding niet mogelijk is.

De maaghevel die de patiënt bij een ileus krijgt, kan bij afname van de hoeveelheid maagretentie gebruikt worden om sondevoeding te starten. Een geringe hoeveelheid sondevoeding naast volledige parenterale voeding biedt voordelen, zoals bescherming van de integriteit van de darmmucosa en het stimuleren van de intestinale motiliteit.

Wanneer het maag-darmkanaal weer beschikbaar is, wordt parenterale voeding afgebouwd en sondevoeding en/of orale voeding opgebouwd. De orale voeding kan worden uitgebreid naar een voeding volgens behoefte. Afhankelijk van de mogelijkheden van de orale inname en de voedingstoestand van de patiënt kan (aanvullende) drink- of sondevoeding tijdelijk nodig zijn.

Voedingssupplementen

Er is specifiek onderzoek gedaan naar het effect van probiotica, glutamine, omega-3-vetzuren en vitamines met een antioxidatieve werking, omdat werd verondersteld dat het zou leiden tot een afname van de ernst van de ontsteking en zou leiden tot verbeterde uitkomsten bij een acute pancreatitis. Dit kon echter niet worden aangetoond, waardoor deze supplementen niet worden geadviseerd.

5.2.7.3.2 Ernstige pancreatitis tijdens het herstel

Er gelden geen specifieke dieetadviezen voor de patiënt die herstelt van een ernstige pancreatitis. De patiënt wordt geadviseerd een voeding te gebruiken volgens de *Richtlijnen goede voeding*. Het gebruik van alcohol wordt afgeraden als er sprake is geweest van een alcoholische pancreatitis.

Er dient aandacht te zijn voor patiënten voor wie het nog niet haalbaar is met een algemene voeding te voldoen aan de voedingsbehoefte. Een energie- en eiwitverrijkte voeding, zo nodig aangevuld met orale dieetproducten of sondevoeding, kan geïndiceerd zijn.

Volledig herstel van het pancreas kan soms één tot enkele maanden duren, wat zich uit in onvoldoende aanmaak van insuline en pancreasenzymen. In verreweg de meeste gevallen is die onvoldoende aanmaak van tijdelijke aard, aangezien de afgifte van insuline en pancreasenzymen bij een herstelde pancreas weer genormaliseerd zal zijn. Er kan worden overwogen pancreasenzymen te suppleren in de periode van herstel.

Wanneer er sprake is van diabetes mellitus gelden de dieetadviezen die beschreven worden in het hoofdstuk 'Diabetes mellitus bij volwassenen' door E.R.G. Kuipers (2016). Voor voedingsadviezen bij exocriene pancreasinsufficiëntie par. 5.3.7.

5.3   Chronische pancreatitis

5.3.1   Pathologie en definitie

Bij een chronische pancreatitis is er sprake van een langdurig bestaande ontsteking van het pancreas, wat leidt tot onherstelbare schade door fibrose van het pancreas en uiteindelijk tot verlies van exo- en/of endocriene functies. Pancreasinsufficiëntie ontstaat pas wanneer 80 à 90 % van het exocriene en/of endocriene weefsel onwerkzaam is geworden.

Men onderscheidt een chronisch recidiverende vorm, waarbij de patiënt tussen de exacerbaties door klachten- en pijnvrij is, en een vorm waarbij de patiënt aanhoudend pijn en blijvende klachten heeft.

De diagnose wordt gesteld aan de hand van typische klachten, zoals kenmerkende pijn of vettige ontlasting (steatorroe), functionele afwijkingen (elastase in ontlasting en glucose in serum) en beeldvorming (atrofische pancreas, calcificaties en/of pseudocysten). In de juiste klinische context worden calcificaties van het pancreas wel als kenmerkend voor een chronische pancreatitis gezien. 90 % van de patiënten ontwikkelt calcificaties, met name wanneer er sprake is van een alcoholische chronische pancreatitis.

5.3.2   Epidemiologie

De prevalentie van chronische pancreatitis is niet bekend, maar wordt geschat op 120 patiënten per 100.000 inwoners. Nieuwe studies tonen een toename van de prevalentie van chronische pancreatitis aan. De incidentie van chronische pancreatitis bedraagt ongeveer 5–10 per 100.000 inwoners per jaar. De incidentie bij mannen is hoger dan bij vrouwen.

De mortaliteit is verhoogd en wordt geschat op 50 % binnen 20 tot 25 jaar na het stellen van de diagnose. Ongeveer 15–20 % van de patiënten overlijdt aan complicaties die een direct gevolg zijn van de chronische pancreatitis. Andere oorzaken voor de verhoogde mortaliteit bij een chronische pancreatitis zijn vooral gerelateerd aan alcohol en roken. Overige factoren die een rol kunnen spelen zijn ondervoeding, alcoholische leverziekten, infecties, hart- en vaatziekten en trauma.

5.3.3   Etiologie

In de westerse wereld is alcoholmisbruik de meest voorkomende oorzaak van chronische pancreatitis (70 %). Er is geen veilige bovengrens aan te geven voor alcoholgebruik; ook minimale hoeveelheden kunnen een toxisch effect hebben op het pancreas. Hoe hoger de alcoholconsumptie, des te hoger het risico op het ontstaan van een chronische pancreatitis, waarbij het type alcohol niet relevant is. De hoeveelheid alcoholische consumpties en termijn is niet gedefinieerd, maar er wordt gedacht dat minimaal 80 gram alcohol per dag (8 glazen) voor een duur van minimaal 6 jaar een verhoogd risico geeft. Van alle mensen die overmatig alcohol gebruiken, ontwikkelt 5–10 % een chronische pancreatitis.

Andere oorzaken (10 %) voor het ontstaan van een chronische pancreatitis kunnen zijn: genetische factoren (o.a. cystic fibrosis), auto-immuunpancreatitis, hypertriglyceridemie, hypercalciëmie bij primaire hyperparathyreoïdie, pancreastumor en onbekende oorzaak (20 %).

Roken wordt als onafhankelijke factor gezien voor het ontstaan van een chronische pancreatitis. Choledocholithiasis (galstenen in de galgang) wordt niet als een onafhankelijke risicofactor voor het ontstaan van chronische pancreatitis gezien.

5.3.4   Klinische verschijnselen en diagnostiek

5.3.4.1   Pijn

Bij 85 % van de patiënten met een chronische pancreatitis staat hevige pijn op de voorgrond, wat grote impact heeft op de voedingsinname en de kwaliteit van leven. Er is sprake van toename van pijn postprandiaal, waarbij de pijn voornamelijk gelokaliseerd is in het epigastrio (bovenbuik) met uitstraling naar de rug. De pijn hoeft niet continu aanwezig te zijn en kan variëren in intensiteit, karakter en plaats. Vaak gaat de pijn gepaard met misselijkheid en braken.

5.3.4.2 Gewichtsverlies

Vaak is er sprake van anorexie als gevolg van pijn, misselijkheid en braken, wat leidt tot een verminderde voedselinname. Hiernaast kunnen een exocriene pancreasinsufficiëntie en alcoholisme resulteren in een verminderde opname van voedingsstoffen. Dit alles kan een negatieve energiebalans en gewichtsverlies veroorzaken waarbij er ook verlies is van vetvrije massa, hetgeen leidt tot ondervoeding. Ondervoeding is medebepalend voor de ernst en het beloop van de ziekte.

5.3.4.3 Exocriene pancreasinsufficiëntie

Het exocriene pancreas heeft een grote reservecapaciteit wat betreft de aanmaak van spijsverteringsenzymen. Exocriene pancreasinsufficiëntie leidt tot onvoldoende aanmaak van lipase, waardoor er malabsorptie optreedt van vet en vetoplosbare vitamines. Dit kan leiden tot steatorroe. Verder is er sprake van malabsorptie van eiwit door onvoldoende aanmaak van trypsine.

Malabsorptie treedt pas op wanneer nog slechts 10–15 % van het pancreasweefsel over is. Bij alcoholische chronische pancreatitis ontstaat een exocriene insufficiëntie eerder dan bij andere etiologie. Malabsorptie uit zich in een langdurig vol en opgeblazen gevoel na de maaltijd, overmatige gasvorming, flatulentie en buikkrampen en een hogere ontlastingsfrequentie met vettige omvangrijke ontlasting die erg riekt en moeilijk is weg te spoelen, met name na vetrijke maaltijden. Afwezigheid van steatorroe sluit een exocriene pancreasinsufficiëntie niet uit.

Als gevolg van de malabsorptie van voedingsstoffen kunnen gewichtsverlies en ondervoeding ontstaan. Als gevolg van verminderde vetopname is er een verhoogd risico op het ontstaan van tekorten aan de vetoplosbare vitamines A, D, E en K. Dit kan onder andere leiden tot osteoporose.

Ook wanneer er geen sprake is van steatorroe, is er toch een verhoogd risico op deficiënties van de vetoplosbare vitamines.

5.3.4.3.1 Stellen diagnose

Bij het stellen van de diagnose is bij ongeveer 10 % van de patiënten sprake van een exocriene pancreasinsufficiëntie. Bij patiënten met een chronische pancreatitis op basis van alcohol treedt steatorroe ongeveer tien tot vijftien jaar na het stellen van de diagnose op. Als de patiënt wordt behandeld voor een auto-immuunpancreatitis is het mogelijk dat de exocriene functie reversibel is.

Indien er bij het stellen van de diagnose geen sprake is van een exocriene insufficiëntie, dient dit tijdens het verdere beloop van de ziekte gemonitord te worden. Door de progressie van de ziekte kan zich in een latere fase alsnog een exocriene insufficiëntie ontwikkelen. Na een pancreasoperatie is er een hoger risico op het ontstaan van een pancreasinsufficiëntie.

Exocriene pancreasinsufficiëntie kan op de volgende manieren worden vastgesteld.

Vetbalans
Deze wordt gezien als de gouden standaard. Bij een gestandaardiseerde vetinname van 100 gram per 24 uur gedurende vijf dagen wordt vastgesteld hoeveel vet er de laatste drie dagen met de feces wordt uitgescheiden. Een uitscheiding van meer dan 7 gram vet per 24 uur wordt als afwijkend beschouwd. Deze test heeft echter ook nadelen. Er kan niet worden aangetoond dat de afwijkende waarden exclusief toegeschreven kunnen worden aan een exocriene pancreasinsufficiëntie. Bovendien kan worden getwijfeld aan de compliance van de patiënt gedurende het onderzoek. Het dieet, de duur en het verzamelen van de ontlasting maakt dat het onderzoek als belastend kan worden ervaren.

Feces elastase
Dit is een van de proteolytische enzymen die door het pancreas wordt geproduceerd. De hoeveelheid elastase is in één portie ontlasting te meten: hoe lager de concentratie, des te groter is de kans op een exocriene pancreasinsufficiëntie. Waarden van meer dan 500 microgram per gram feces worden als normaal beschouwd. Bij een waarde kleiner dan 100–200 microgram per gram feces is een steatorroe waarschijnlijk. Voor een definitief bewijs is een waarde van < 15 microgram per gram feces nodig. De meting geeft valspositieve uitslagen bij bijvoorbeeld infectieuze diarree met een hoge ontlastingsfrequentie.

5.3.4.4 Endocriene pancreasinsufficiëntie

Een endocriene pancreasinsufficiëntie treedt laat in het verloop van de ziekte op en uit zich als diabetes mellitus, doordat de insulineproducerende cellen van het pancreas verloren gaan. Bij alcoholische chronische pancreatitis ontstaat een endocriene insufficiëntie eerder dan bij andere etiologie. Diabetes mellitus, die is ontstaan als gevolg van een endocriene pancreasinsufficiëntie, wordt aangeduid als diabetes mellitus type 3c. Een deel van de patiënten kan worden ingesteld met orale medicatie, terwijl 20–30 % een insulineafhankelijke diabetes mellitus ontwikkelt.

Diabetes type 3c is een moeilijk in te stellen diabetes. Er is sprake van een snel fluctuerende glucosespiegel met hyperglykemieën door een niet te onderdrukken glucoseproductie in de lever, tot ernstige hypoglykemieën als gevolg van insulinetoediening in combinatie met een tekort aan het contraregulerende hormoon glucagon. Er is een groter risico op het ontstaan van diabetes type 3c na een pancreatectomie, bij een calcificerende chronische pancreatitis, bij het toenemen van de leeftijd en bij overgewicht.

Als de patiënt wordt behandeld voor een auto-immuunpancreatitis, is het mogelijk dat de endocriene functie reversibel is. Voor voeding bij diabetes mellitus zie
hoofdstuk 'Diabetes mellitus bij volwassenen' door E.R.G. Kuipers (2016).

5.3.4.5 Onderzoeken

Veel gebruikte beeldvormende onderzoeken voor het stellen van de diagnose zijn
de volgende.

CT-scan
Dit is de beste methode om calcificaties te herkennen. Deze techniek is gevoeliger
en specifieker dan echografie voor het diagnosticeren van de chronische pancreatitis. Hierop is kalk in het pancreasweefsel te zien, die karakteristiek is voor een
chronische pancreatitis. Afhankelijk van het stadium zal een diffuus of lokaal vergroot, normaal of atrofisch pancreas worden gezien met onregelmatige contouren.
Ook kunnen pseudocysten en abcesvorming op een CT-scan worden vastgesteld.

MRCP
Met 'magnetic resonance cholangio pancreatography' zijn afwijkingen aan te
tonen in de vorm en structuur van het pancreas in een vroeg stadium van de chronische pancreatitis. Negatieve bevindingen kunnen een chronische pancreatitis
echter niet uitsluiten bij milde vormen van de ziekte.

EUS
Endoscopische echografie is een accuraat onderzoek om cysten en tumoren van
pancreas en/of galgang aan te tonen.

Abdominale echografie
Hiermee worden de vorm, weefselstructuur, grootte en aanwezigheid van een
cyste, abnormaal weefsel of concrementen (steentjes of gruis) in de ductus pancreaticus en in het pancreasweefsel aangetoond. Dit onderzoek is alleen bruikbaar in
een gevorderd stadium van de ziekte om complicaties als pseudocysten en vochtcollecties te visualiseren.

ERCP
Endoscopische retrograde cholangiopancreaticografie is een kijkonderzoek van de
galwegen en de afvoergang van het pancreas. ERCP wordt niet gebruikt voor het
stellen van de diagnose, maar kan worden gebruikt als behandeling bij stenoses of
calcificaties in de ductus pancreaticus.

Elastase en vetbalans
zoals eerder beschreven in deze paragraaf bij het stellen van de diagnose exocriene
pancreasinsufficiëntie.

Bloedonderzoek
Dit is voor het vaststellen van de diagnose chronische pancreatitis duidelijk minder zinvol dan bij een acute pancreatitis.

- Het serumamylase en/of -lipase zullen tijdens een exacerbatie van een chronische pancreatitis niet altijd verhoogd zijn door degeneratie van de pancreascellen. De cellen zijn niet goed in staat om voldoende enzymen te produceren, waardoor ze ook niet meer in verhoogde hoeveelheden waarneembaar zijn in het bloed.
- De bloedglucosespiegel wordt gecontroleerd om een endocriene pancreasinsufficiëntie vast te stellen of uit te sluiten.
- Serum CRP kan worden gebruikt om vast te stellen of er sprake is van een exacerbatie van een chronische pancreatitis.

5.3.5   Complicaties en prognose

Een chronische pancreatitis kan leiden tot diverse complicaties. Hierbij moet gedacht worden aan vernauwing van de ductus pancreaticus en ductus choledochus, pancreaticolithiasis, pseudocysten, vasculaire complicaties en recidiverende of aanhoudende pijn. Door de gezwollen pancreaskop of het fibrotisch weefsel kan de ductus choledochus worden dichtgedrukt, met icterus als gevolg. Een gezwollen pancreaskop kan ook obstructie van het duodenum veroorzaken, wat kan leiden tot passageproblemen.

Een bloeding, ruptuur of infectie zijn ernstige complicaties van pseudocysten. Een minder vaak voorkomende complicatie is de ontwikkeling van een pancreatisch fistel, uitgaande van een pseudocyste, met ascites of vochtophopingen in de pleura- of pericardholte als gevolg.

De meest gevreesde complicatie is het pancreascarcinoom, dat ongeveer 4 % van de patiënten met een chronische pancreatitis na ongeveer twintig jaar ontwikkelt. Er is een 13 keer verhoogd risico op het ontstaan van een pancreascarcinoom als er sprake is van een chronische pancreatitis. Bij het ontstaan van chronische pancreatitis op jonge leeftijd (< 20 jaar), met name hereditaire pancreatitis, is de kans op het ontwikkelen van een pancreascarcinoom fors verhoogd, zeker als patiënten ook roken. Bij een genetische oorzaak is het risico op het ontstaan van een pancreascarcinoom zeer sterk verhoogd, tot 13 tot 69 keer.

Door exocriene pancreasinsufficiëntie, abdominale pijn, leefstijl, passageproblemen en chronische inflammatie is er een groter risico op het ontstaan van ondervoeding.

5.3.6   Behandeling

Een exacerbatie van een chronische pancreatitis wordt behandeld als een acute pancreatitis, zoals beschreven in par. 5.2.6.

De behandeling van een chronische pancreatitis zonder exacerbatie kan bestaan uit:

- pijnbestrijding met medicatie of met een 'coeliacus-blok' (blokkade van een zenuwnetwerk in de bovenbuik) bij onbehandelbare chronische pijn; ook kunnen andere behandelingen worden ingezet, zoals het plaatsen van een endoprothese in de ductus pancreaticus, dilateren van de ductus pancreaticus, verwijderen of vergruizen van concrementen (steentjes of gruis) of operatief ingrijpen;
- staken van het gebruik van alcohol kan de ernst van progressie reduceren, pijn verminderen en de exocriene insufficiëntie deels herstellen;
- behandeling van ontstane diabetes mellitus;
- drainage van de ductus pancreaticus en pseudocysten;
- plaatsing van een stent in het duodenum bij passagestoornissen;
- plaatsing van een endoprothese bij obstructie van het inter-pancreatische deel van de ductus choledochus;
- chirurgie wordt overwogen bij concrementen in de ductus pancreaticus en bij chronische pijn;
- suppletie van thiamine, foliumzuur, magnesium en zink in geval van alcoholmisbruik;
- suppletie van vitamine A, D, E en K en calcium bij deficiënties ten gevolge van steatorroe;
- behandeling van osteopenie of osteoporose, vastgesteld met behulp van een DEXA-scan (botdichtheidsmetingsscan).

5.3.6.1 Enzymsuppletie bij exocriene pancreasinsufficiëntie

Iedere patiënt met klinische of biochemische tekenen van malabsorptie (gewichtsverlies, steatorroe, ernstige flatulentie/opgeblazen gevoel en buikpijn met dyspepsie, verlaagde elastase of gestoorde vetbalans) dient behandeld te worden met pancreasenzymsuppletie. Bij twijfel over het bestaan van een exocriene insufficiëntie kan een proefperiode met enzymsuppletie gedurende een periode van 4–6 weken worden geprobeerd.

Pancreasenzymen bevorderen de afbraak en resorptie van vetten, koolhydraten en eiwitten. De pH-gevoelige enzymen zijn op een speciale manier met behulp van maagsapresistente lagen verwerkt in de capsules, waardoor ze pas vrijkomen in de dunne darm bij een pH > 5,5–6,0. Pancreasenzymen worden door maagzuur geïnactiveerd.

De hoeveelheid enzymen die per maaltijd of tussenmaaltijd nodig is, hangt af van de hoeveelheid vet die de maaltijd bevat en de hoeveelheid pancreasenzymen die het lichaam nog aanmaakt. Een startadvies is om per gram vet 1.000 tot 2.000 eenheden lipase te gebruiken.

Pancreasenzymen dienen zowel bij hoofd- als tussenmaaltijden te worden ingenomen. Bij grotere maaltijden, waarbij meerdere capsules worden ingenomen, dienen deze verspreid tijdens de maaltijd te worden ingenomen.

Het doel van enzymsuppletie is een goede vertering van voeding, opname van voedingsstoffen en afname van klachten. Het theoretische advies dient te worden aangepast naar aanleiding van evaluatie met de individuele patiënt (par. 5.3.7 'Steatorroe').

Het monitoren van de behandeling van een exocriene insufficiëntie kan door evaluatie van het gewichtsverloop en aanwezigheid van steatorroe. Indien het effect van enzymsuppletie niet duidelijk is, kan een (nieuwe) vetbalans worden uitgevoerd. Meten van elastase in de ontlasting heeft geen meerwaarde bij een reeds aangetoonde exocriene pancreasinsufficiëntie. De gestoorde aanmaak van elastase is irreversibel.

Indien er geen goede respons is op de behandeling, dient de compliance (therapietrouw) van de patiënt te worden nagegaan. Wanneer de medicatie volgens advies wordt ingenomen, kan de dosering worden verhoogd.

Onvoldoende effect kan worden veroorzaakt door hypersecretie van maagzuur of door een te lage secretie van natriumwaterstofcarbonaat door het pancreas. Wanneer hiervan sprake is, wordt gelijktijdige toediening van een maagzuurremmer geadviseerd. Indien er dan nog geen goede respons is, dienen andere oorzaken te worden onderzocht, zoals bacteriële overgroei.

Behandeling middels pancreasenzymen wordt niet geadviseerd als methode om de pijnklachten te verminderen, hoewel de behandeling mogelijk een positieve invloed heeft op (pijn)klachten veroorzaakt door maldigestie.

Voor informatie en het praktische gebruik van pancreasenzymen kan gebruik worden gemaakt van de website 'enzymgebruik.nl'.

5.3.7 Voedingsbeleid

Voor het bepalen van het voedingsbeleid is het belangrijk te weten of de patiënt een chronische pancreatitis of een exacerbatie van een chronische pancreatitis heeft. Als er sprake is van een exacerbatie van een chronische pancreatitis, gelden de adviezen zoals beschreven in par. 5.2.7. Het doel van de voedingsbehandeling bij een chronische pancreatitis zonder exacerbatie is het behouden dan wel verbeteren van de voedingstoestand en het bestrijden van klachten van malabsorptie, zoals steatorroe, diarree en buikklachten, en het reguleren van een eventueel ontstane diabetes.

In de loop van de tijd zal het merendeel van de patiënten met een chronische pancreatitis een exocriene en/of endocriene pancreasinsufficiëntie ontwikkelen. Zolang hiervan nog geen sprake is en de chronische pancreatitis een ongecompliceerd verloop heeft en er geen sprake is van ondervoeding, wordt geadviseerd een voeding te gebruiken volgens de *Richtlijnen goede voeding*.

Meer dan 80 % van de patiënten met een chronische pancreatitis wordt adequaat behandeld met gewone voeding, eventueel met gebruik van pancreasenzymen. Ongeveer 10–15 % van de patiënten heeft aanvullende medische voeding nodig.

5.3.7.1   Energie- en eiwitbehoefte

Er is weinig literatuur over de energie- en eiwitbehoefte van een patiënt met een chronische pancreatitis. In 1996 is een onderzoek uitgevoerd onder patiënten met een chronische alcoholische pancreatitis. Van deze onderzoeksgroep had 30 tot 50 % een verhoogd rustmetabolisme.

In zijn algemeenheid zal een toeslag van 30 % op het berekende basaalmetabolisme (volgens de formule van Harris en Benedict) toereikend zijn. Er is echter wel evaluatie van het gewichtverloop noodzakelijk om de energiebehoefte en het voedingsadvies zonodig bij te stellen.

Bij de berekening van de energiebehoefte dient te worden uitgegaan van het actuele gewicht. Bijstellen van het gewicht bij mensen met overgewicht leidt tot onderschatting van de energiebehoefte. Indien er sprake is van ondergewicht is het energieverbruik relatief hoog door behoud van orgaanmassa, waardoor overwogen kan worden om het gewicht naar boven bij te stellen voor het berekenen van de energiebehoefte. Hiervoor is echter geen onderbouwing.

Over de eiwitbehoefte van een patiënt met een chronische pancreatitis is geen literatuur beschikbaar. Diverse richtlijnen geven een brede range van 1,0–1,5 gram eiwit per kg huidig lichaamsgewicht, afhankelijk van de ernst van de pancreatitis en de voedingstoestand waarin de patiënt verkeert. Voor de bepaling van de eiwitbehoefte bij overgewicht dient het gewicht gecorrigeerd te worden vanaf een BMI boven de 30 naar een BMI van 27,5 kg/m^2. Bij ondergewicht (een BMI < 20) wordt het gewicht gecorrigeerd naar een BMI van 20 kg/m^2.

5.3.7.2   Ondervoeding

Er zijn weinig studies over het voorkomen van ondervoeding bij patiënten met een chronische pancreatitis. De studies die er zijn, beschrijven een prevalentie van ondergewicht van 8–39 % en een gewichtsverlies van 20–49 % onder deze patiëntenpopulatie. De meest voorkomende oorzaak van ondervoeding bij een chronische pancreatitis is een exocriene pancreasinsufficiëntie. Anorexie, als gevolg van buikpijn, misselijkheid en braken, kan evenals alcoholabusus en diabetes mellitus een rol spelen bij het ontstaan van ondervoeding.

Om (het risico op) ondervoeding vast te stellen kan gebruik worden gemaakt van de (voeding)anamnese, de BMI, het gewichtsverloop en bekende tools als de SNAQ-score of de MUST. Indien er sprake is van ascites of oedeem, kan beter gebruik worden gemaakt van antropometrie of de SGA (subjective global assessment).

Als er sprake is van ondervoeding, dient een energie- en eiwitrijke voeding met kleine frequente maaltijden geadviseerd te worden naast een optimaal gebruik van enzymsuppletie, aangezien een exocriene pancreasinsufficiëntie de belangrijkste oorzaak is voor ondervoeding. Wanneer dit niet tot het gewenste resultaat leidt, dient gebruikt te worden gemaakt van aanvullende orale (dieet)producten.

Sondevoeding is alleen geïndiceerd indien de voeding, reeds aangevuld met orale (dieet)producten, niet afdoende is. In principe kan de sondevoeding gegeven worden over een neusmaagsonde. Een postpylorische sonde wordt geadviseerd bij patiënten met een maagontledigingsstoornis, persisterende misselijkheid of braken.

Een polymere sondevoeding wordt in principe even goed verdragen als een (semi-)elementaire voeding. Zowel de activiteit van de darmvlokken als ook enige restcapaciteit van het pancreas zorgen ervoor dat een polymere continue sondevoeding goed verteerd kan worden. Tevens is er bij continue sondevoeding geen sprake van een piekbelasting met LCT vet, waardoor deze voeding gegeven kan worden zonder suppletie van pancreasenzymen. Indien sondevoeding in porties wordt gegeven, dient bij een exocriene pancreasinsufficiëntie wel gebruik te worden gemaakt van pancreasenzymsuppletie.

Parenterale voeding is alleen geïndiceerd bij patiënten met een ernstige stenose van het duodenum bij wie een sondeplaatsing niet mogelijk is, bij patiënten met fisteling of wanneer enterale voeding om andere redenen niet mogelijk is.

5.3.7.3 Pijn

Abdominale pijn kan een negatieve invloed hebben op de voedingsinname en een bedreiging vormen voor de voedingstoestand. Het gebruik van kleine, frequente maaltijden lijkt een positieve invloed te hebben op de pijnbeleving. Het voorschrijven van enzymsuppletie heeft mogelijk een positieve invloed op (pijn)klachten veroorzaakt door maldisgestie, maar wordt nog niet geadviseerd in de richtlijnen.

5.3.7.4 Steatorroe

Aangezien vet een belangrijke energiebron is en daarbij de vetoplosbare vitamines levert, wordt voor het behoud van een goede voedingstoestand afgeraden de hoeveelheid vet in de voeding sterk te beperken. Een percentage van 30–33 energieprocent vet wordt meestal goed verdragen. Indien er, ondanks een adequate enzymsuppletie (par. 5.3.6 'Enzymsuppletie bij exocriene pancreasinsufficiëntie') nog steeds sprake is van steatorroe, kan als laatste behandeling een vetbeperkte voeding of een MCT-verrijkte voeding worden uitgeprobeerd. Er is geen sterk bewijs dat dit alsnog het gewenste effect heeft.

Het is van groot belang dat er goed gebruik wordt gemaakt van enzymsuppletie bij de maaltijden. Afhankelijk van het merk en het type enzymsupplement wordt bekeken hoeveel capsules er per eetmoment nodig zijn. De hoeveelheid vet per eetmoment dient hierbij als uitgangspunt genomen te worden. Voor een optimale benutting van de resterende functie van het exocriene pancreas geldt het advies de maaltijden over de dag te spreiden. Afhankelijk van het al dan niet optreden van klachten die passen bij verteringsstoornissen kan worden vastgesteld of er een goede afstemming is tussen de vetinname en de hoeveelheid enzymsuppletie die wordt gebruikt. Zonodig kan de enzymsuppletie (per eetmoment) worden aangepast. Wanneer de patiënt aanhoudende steatorroe heeft en blijft afvallen, is het van belang na te gaan of de adviezen over enzymsuppletie goed worden opgevolgd. Let vooral op adequaat gebruik bij grote vetbevattende maaltijden en het gebruik van vetbevattende tussenmaaltijden (par. 5.3.6 'Enzymsuppletie bij exocriene pancreasinsufficiëntie').

Bij steatorroe is er een verhoogd risico op een slechte opname van de vetoplosbare vitamines A, D, E en K.

Bij 33–87 % van de patiënten is er sprake van een vitamine D-deficiëntie. Suppletie van deze vitamines is geïndiceerd indien tekorten zijn aangetoond.

Uit onderzoek blijkt dat osteoporose bij ongeveer 40 % en osteopenie bij ongeveer 65 % voorkomt van de patiënten met een chronische pancreatitis. Suppletie van calcium en vitamine D kan worden geadviseerd ter preventie van osteopenie en osteoporose.

5.3.7.5   Alcohol en roken

Ongeacht de oorzaak van de chronische pancreatitis wordt onthouding van alcohol sterk aangeraden.

Roken leidt vaker tot exacerbaties van een chronische pancreatitis, sneller ontstaan van calcificaties en geeft een verhoogd risico op het ontstaan van maligniteiten in het pancreas. Om deze reden wordt roken zeer sterk afgeraden.

5.3.7.6   Diabetes mellitus

Zie par. 5.3.4.

De voedingsadviezen die gelden bij diabetes als gevolg van een endocriene pancreasinsufficiëntie worden besproken in het hoofdstuk 'Diabetes mellitus bij volwassenen' door E.R.G. Kuipers (2016).

5.4   Pancreascarcinoom

5.4.1   Definitie en pathologie

Er zijn verschillende vormen van het pancreascarcinoom. De meest voorkomende vorm van alle kwaadaardige tumoren van het pancreas betreft het adenocarcinoom (98 %), dat ontstaat in de alvleesklierbuisjes van het pancreas. De overige typen tumoren zijn zeldzaam, zoals endocriene tumoren of sarcomen.

Bij tweederde van de patiënten ontstaat het carcinoom in de kop van het pancreas, het gedeelte dat het dichtst bij het duodenum en de ductus choledochus is gelegen. Het adenocarcinoom kan ook uitgaan van de papil van Vater en is minder vaak gelegen in het corpus of de staart van het pancreas. Een tumor kan ook ontstaan en ingroeien in organen die dicht in de buurt van de kop van het pancreas liggen, zoals de distale galwegen en het duodenum.

Aangezien deze tumor doorgaans pas in een vergevorderd stadium klachten veroorzaakt, is er veelal al sprake van lokale ingroei en ingroei in vaten bij het diagnosticeren van de tumor. Metastasen bevinden zich vooral in de lever, longen en de nabijgelegen lymfeklieren.

5.4.1.1 Epidemiologie

De incidentie van het pancreascarcinoom in Nederland is per jaar ongeveer 11 op de 100.000 mannen en 9 op de 100.000 vrouwen. Het pancreascarcinoom wordt jaarlijks bij ongeveer 2.250 mensen vastgesteld (zowel bij mannen als vrouwen rond de 1.100), betreft vooral patiënten boven de 60 jaar en wordt zelden gezien bij patiënten onder de 50 jaar.

5.4.2 Etiologie

De kans op het ontstaan van een pancreascarcinoom is verhoogd bij patiënten met een chronische pancreatitis en is gerelateerd aan de duur van de ontsteking. Overmatig alcoholgebruik is de belangrijkste oorzaak van chronische pancreatitis. Verder geeft roken een 2–3 keer verhoogd risico ten opzichte van niet-rokers.

Over andere oorzaken is tot op heden weinig bekend. Mogelijk hebben een hogere vetmassa (overgewicht) en het gebruik van bepaalde voedingsmiddelen, zoals rood vlees en dierlijk vet, ook invloed op het ontstaan van een pancreascarcinoom. Groente en fruit zouden mogelijk een beschermende functie hebben. Bij een klein deel van de pancreastumoren speelt erfelijke aanleg een rol.

5.4.3 Klinische verschijnselen, diagnostiek en prognose

De belangrijkste symptomen zijn gewichtsverlies en een zogeheten pijnloze (stille) icterus. De icterus wordt veroorzaakt door afsluiting van de ductus choledochus (ook wel obstructie-icterus genoemd), waardoor de galafvloed wordt belemmerd. Dit leidt tot een geel gekleurde huid, geel gekleurd oogwit (sclera), donkere urine, ontkleurde ontlasting en gaat soms gepaard met jeuk over het gehele lichaam. Het gewichtsverlies wordt met name veroorzaakt door afname van de voedselinname als gevolg van anorexie, misselijkheid, opgeblazen gevoel en ook diarree kan mede oorzaak zijn van de gewichtsafname. In een later stadium van de ziekte kan de patiënt te maken krijgen met progressieve pijnklachten, duodenumobstructie en een endocriene en exocriene pancreasinsufficiëntie. Een eerste manifestatie van een pancreascarcinoom uit zich een enkele keer in het ontstaan van diabetes mellitus ten gevolge van een endocriene pancreasinsufficiëntie.

5.4.3.1 Diagnostiek

Om de diagnose te stellen is beeldvormend onderzoek noodzakelijk. Om eventuele galwegstenen en de hoogte van de galwegobstructie aan te tonen, wordt in eerste instantie een echografie van het abdomen gemaakt. Bij het vermoeden van een pancreascarcinoom wordt voor nadere diagnostiek een CT-scan of MRI-scan uitgevoerd. Bij deze onderzoeken kunnen ook metastasen en eventuele ingroei in omliggende weefsels dan wel bloedvaten worden aangetoond.

Indien de CT- of MRI-scan geen verklaring geeft voor de icterus, kan een EUS (endoscopische echografie) worden verricht. Met name kleinere tumoren kunnen hiermee worden aangetoond. Zonodig kan hiermee ook cytologie worden verkregen.

De inzet van een PET-scan (Positron Emissie Tomografie, een scan met radioactieve stoffen) is vooralsnog niet routinematig, maar op individuele basis.

Een ERCP (endoscopische retrograde cholangiopancreaticografie, een kijkonderzoek van de galwegen en de afvoergang van het pancreas) kan worden uitgevoerd om de galwegobstructie op te heffen middels het plaatsen van een plastic endoprothese of een metalen stent. Hiernaast kan tijdens een ERCP een brush van de galgang worden afgenomen om cytologie te verkrijgen. Deze heeft echter een beperkte sensitiviteit.

De tumormarker voor het pancreascarcinoom in het serum is CA 19.9. Deze is minder betrouwbaar op het moment dat er sprake is van een nog niet behandelde obstructie-icterus.

Soms wordt gekozen voor een diagnostische laparoscopie als de onderzoeken niet voldoende informatie opleveren. Als blijkt dat een curatieve operatie niet mogelijk is, kan alsnog een biopt worden genomen om de diagnose definitief te maken. Hiermee kan vervolgens de juiste (chemo)therapie worden bepaald.

5.4.3.2 Prognose

Metastasering van de pancreastumor heeft een nadelige invloed op de prognose, aangezien curatieve behandelmogelijkheden uitgesloten zijn. De eenjaarsoverleving bedraagt 24 % en de vijfjaarsoverleving is ongeveer 5 %.

De prognose van het onbehandelbare pancreascarcinoom is zeer slecht. Zonder therapie is de gemiddelde overleving na het vaststellen van de diagnose vier tot zes maanden. Bij een papilcarcinoom is er sprake van een aanzienlijk langere overleving.

Indien de patiënt een in opzet curatieve resectie ondergaat, wordt de vijfjaarsoverleving verhoogd tot 10–20 %. Het aantal patiënten dat hiervoor in aanmerking komt is 15–20 %.

Het aantal patiënten dat alleen in aanmerking komt voor een palliatieve behandeling ligt op ongeveer 80–85 %. Dit zijn de patiënten die bij het stellen van de diagnose reeds metastasen hebben of ingroei in omliggend weefsel.

5.4.4   Behandeling en voedingsadviezen

De enige kans op genezing bestaat uit een radicale resectie van de tumor die alleen wordt toegepast als de tumor nog niet is uitgezaaid of wanneer er geen sprake is van ingroei in de omliggende weefsels. Het levensverlengende effect van radio- en chemotherapie als aanvullende behandeling na een curatieve resectie is nog niet aangetoond.

Ongeveer 15–20 % van de carcinomen in de pancreaskop komt in aanmerking voor een in opzet curatieve resectie. Carcinomen in het corpus en de staart vergen een partiële pancreasresectie. Een totale pancreatectomie wordt weinig uitgevoerd omdat daardoor een moeilijk reguleerbare diabetes mellitus ontstaat.

Gezien de complexiteit van deze operaties kunnen voedingsproblemen verwacht worden die soms van tijdelijke en soms van blijvende aard zijn. De problemen kunnen heel divers zijn, waarbij begeleiding van een diëtist gewenst is.

Palliatieve behandeling is gericht op het behandelen van de icterus, de duodenumstenose, de pijn, het tekort aan pancreasenzymen en het tekort aan insuline.

5.4.4.1   Chirurgie

Bij het pancreascarcinoom bestaat de mogelijkheid tot chirurgie afhankelijk van de uitgebreidheid van de tumor, de levensverwachting en de voedingstoestand. Er kan worden gekozen voor curatieve ingrepen of een palliatieve operatie.

5.4.4.1.1   Curatieve operatie

Een curatieve operatie kan worden uitgevoerd bij patiënten met een resectabel pancreaskopcarcinoom. De meest voorkomende operatie is een pancreaticoduodenectomie. Hierbij kan gekozen worden voor een klassieke Whipple-procedure of een pylorussparende pancreaticoduodenectomie (een operatie waarbij de pancreaskop, samen met de twaalfvingerige darm of duodenum, de galweg en de galblaas en soms ook een deel van de maag wordt weggenomen).

Zoals bekend is ondervoeding een onafhankelijke risicofactor voor het ontwikkelen van postoperatieve complicaties. Om deze reden wordt ernaar gestreefd de voedingstoestand preoperatief zo optimaal mogelijk te laten zijn. De voedingsinname dient te worden geëvalueerd, waar nodig bijgesteld te worden met energie- en eiwitrijke producten en zonodig aangevuld te worden met dieetproducten. Er kan worden overwogen om te starten met pancreasenzymsuppletie als er tekenen zijn van een exocriene pancreasinsufficiëntie, zoals gewichtsverlies en/of steatorroe.

Onafhankelijk van de soort operatie (al dan niet pylorussparend) moet men bedacht zijn op het optreden van vroege of late dumpingklachten als gevolg van een versnelde maaglediging. De meeste patiënten hebben vroege dumpingklachten die een half uur tot een uur na de maaltijd optreden. Kenmerkende klachten zijn een opgeblazen gevoel, diarree, buikkrampen en buikpijn. Kenmerkend voor late dumpingklachten, die anderhalf tot twee uur na de maaltijd optreden, is het optreden van een hypoglykemie ten gevolge van een versterkte afgifte van insuline, wat gekenmerkt wordt door een hongergevoel, zweten, beven, bleekheid, wazig zien, hartkloppingen en prikkelbaarheid.

Na een pancreaticoduodenectomie bestaat de kans op een exocriene pancreasinsufficiëntie, waarbij de getallen in de literatuur variëren tussen de 64 en 100 %. De afwezigheid van klinische symptomen van steatorroe is een inaccurate manier om de exocriene pancreasinsufficiëntie uit te sluiten. Ook hierbij is de vetbalans de gouden standaard, maar ook de feces elastase is een goede parameter (par. 5.3.4 'Exocriene pancreasinsufficiëntie'). Naast een exocriene pancreasinsufficiëntie is er ook kans op het ontstaan van een endocriene pancreasinsufficiëntie (par. 5.3.4).

Voor algemene perioperatieve voedingsadviezen wordt verwezen naar de bestaande voedingsrichtlijnen over voeding rondom de operatie, hoofdstuk 'Perioperatieve voeding' door A. Droop (2017).

5.4.4.1.2 Palliatieve operaties

Indien er geen curatieve behandelmogelijkheden zijn, wordt de behandeling gericht op de kwaliteit van leven. In chirurgisch opzicht kunnen ingrepen worden verricht in het kader van tumorgerelateerde complicaties die in de volgende paragrafen worden beschreven.

5.4.4.2 Galwegobstructie

Het pancreascarcinoom kan obstructie van de ductus choledochus veroorzaken, waardoor de gal niet kan afvloeien naar het duodenum. De verschijnselen die hierbij kunnen optreden, zijn icterus, ontkleurde ontlasting, donkere urine, jeuk en misselijkheid.

Indien er sprake is van een resectabel carcinoom, is routinematige drainage van de galwegen niet geïndiceerd. Indien er sprake is van een irresectabel carcinoom, wordt drainage wel overwogen. Indicaties om de galafvloed te bewerkstelligen zijn de klinische klachten die de patiënt ervaart en om aan de voorwaarden van chemotherapie te voldoen, waarbij het bilirubine onder een bepaald niveau moet zijn in verband met de toxiciteit van chemotherapie.

De galafvloed kan op verschillende manieren worden hersteld, afhankelijk van het medische beleid en de prognose. Endoscopisch of radiologisch kan er een stent worden geplaatst in de galgang om de stenose op te heffen en galafvloed weer mogelijk te maken. Indien plaatsen van een stent niet lukt of niet mogelijk is, kan worden gekozen voor afvloed van gal via een uitwendige galwegdrain (PTC-drain, percutane transhepatische drain). Deze kan zowel in- als ook uitwendig aflopen. De stent en de PTC-drain kunnen verstopt raken, met een cholangitis als gevolg. In dat geval wordt nieuwe drainage overwogen.

Indien de patiënt een langere levensverwachting heeft, is een chirurgische bypass de meest aangewezen ingreep, omdat is aangetoond dat endoscopische drainage op de lange termijn is geassocieerd met meer recidief biliaire obstructie waarbij cholangitis kan optreden. Ook kan tijdens een proeflaparotomie, waarbij curatie niet mogelijk blijkt (bij 35 %), overwogen worden een bypass aan te leggen om inwendige galafvloed te bewerkstelligen.

Als er geen drainage is van gal naar het duodenum, kan er vetmalabsorptie ontstaan met daarbij verminderde vetopname en verlies van de in vet oplosbare vitamines A, D, E en K. Bij aangetoonde tekorten en indien passend in het (palliatieve) beleid dient suppletie gestart te worden.

Bij een uitwendige galdrainage zijn de verliezen van gal soms dusdanig groot dat er sprake kan zijn van een gestoorde vocht- en elektrolytenbalans. De gal kan dan worden teruggegeven via een neusduodenumsonde. Andere voordelen hiervan kunnen zijn dat de enterohepatische kringloop kan worden hersteld en de opname van vet en vetoplosbare vitamines wordt verbeterd. Onderbouwing hiervan ontbreekt echter, waardoor het teruggeven van gal niet is opgenomen in de richtlijnen.

Wanneer wordt besloten de patiënt te gaan voeden met sondevoeding, kan worden overwogen de sonde voorbij de maag te positioneren, zodat er tevens de mogelijkheid is om gal terug te geven.

5.4.4.3 Duodenumobstructie

Bij 25 % van de patiënten ontwikkelt zich in een later stadium van de ziekte een maaguitgangsstenose. Dit wordt veroorzaakt door compressie van de tumor op het duodenum, waardoor passagestoornissen kunnen ontstaan. Dit leidt tot misselijkheid en braken. Afhankelijk van de ernst van de vernauwing krijgt de patiënt het advies de voeding goed te kauwen, fijn te maken of gemalen of vloeibare voeding te gebruiken. Hierbij dient gelet te worden op de volwaardigheid van de voedselinname. Het opvoeren van de maaltijdfrequentie en het gebruik van hoogcalorische, eiwitrijke producten en aanvullende orale dieetproducten zijn vaak onderdeel van het totale voedingsadvies.

Indien ondanks de aangepaste voeding de klachten blijven bestaan of wanneer de vernauwing toeneemt, kan een duodenumstent of een gastro-enterostomie worden overwogen.

Bij een te verwachten korte overleving gaat de voorkeur uit naar een endoscopisch geplaatste metalen duodenumstent. Bij een langere levensverwachting geeft een chirurgische gastro-enterostomie de beste palliatie. Indien tijdens een proeflaparotomie blijkt dat er geen curatie mogelijk is, kan tijdens de ingreep een gastro-enterostomie aangelegd worden.

Wanneer de vernauwing door het plaatsen van een duodenumstent is verholpen, kan de voeding meestal worden uitgebreid naar een normale consistentie. Hierbij is het van belang dat de patiënt het voedsel goed kauwt of zo nodig (gedeeltelijk) gemalen voeding gebruikt.

Als er een gastro-enterostomie is aangelegd, gelden geen specifieke voedingsadviezen.

5.4.4.4 Exocriene pancreasinsufficiëntie

Bij een (inoperabel) pancreascarcinoom kan er sprake zijn van een tekort aan pancreasenzymen (exocriene pancreasinsufficiëntie), wat gewichtsverlies tot gevolg kan hebben. Studies laten prevalentiecijfers zien van 45–75 %. Pancreasenzymen kunnen bijdragen aan het stabiliseren dan wel doen toenemen van het gewicht. Dit heeft voor een deel van de patiënten een betere kwaliteit van leven tot gevolg.

Het is zinvol onderzoek te doen naar het voorkomen van een exocriene pancreasinsufficiëntie middels het bepalen van elastase in feces. Als er sprake is van een tekort aan pancreasenzymen, dient dit aangevuld te worden met orale enzympreparaten. Gezien de hoge prevalentie kan worden overwogen om ook zonder aangetoonde exocriene pancreasinsufficiëntie te starten met enzymsuppletie.

Informatie met betrekking tot diagnostiek, het gebruik van pancreasenzymen en voedingsadviezen is uiteengezet in par. 5.3.4, 5.3.6 en 5.3.7.

5.4.4.5 Endocriene pancreasinsufficiëntie

De endocriene functie van het pancreas kan door de tumor verstoord raken, waardoor diabetes mellitus kan ontstaan. Indien er sprake is van diabetes mellitus, is het subcutaan toedienen van insuline noodzakelijk. De voedingsbehandeling van diabetes mellitus wordt besproken in het hoofdstuk 'Diabetes mellitus bij volwassenen' door E.R.G. Kuipers (2016).

5.4.4.6 Pijn

Pijn ontstaat door zenuwingroei in een vergevorderd stadium van de ziekte en is meestal gelokaliseerd in het epigastrio. De pijn straalt uit naar de rug en past specifiek bij een pancreastumor gelegen in de kop.

Meer dan 90 % van de patiënten ontwikkelt uiteindelijk pijnklachten die een negatieve invloed kunnen hebben op de inname van voedsel en de kwaliteit van leven. Gezien de palliatieve setting is optimale pijnbestrijding essentieel voor de patiënt. Om de pijn onder controle te houden zijn vaak morfinepreparaten nodig. Bij 70 tot 80 % van de patiënten leidt dit niet tot voldoende pijnstilling en kan worden overwogen epidurale pijnbestrijding toe te passen. Een belangrijke en veelvoorkomende bijwerking van morfinepreparaten is obstipatie. Bij gebruik van opiaten dient gedacht te worden aan laxantia.

5.4.4.7 Chemotherapie

Een deel van de patiënten met een primair lokaal irresectabel of gemetastaseerd pancreascarcinoom komt in aanmerking voor palliatieve chemotherapie met als doel een betere overleving en een betere kwaliteit van leven. Om hiervoor in aanmerking te komen dient de patiënt in een dermate goede conditie en voedingstoestand te zijn, dat de chemotherapie kan worden verdragen in verband met de toxiciteit ervan. De voedingsdoelen dienen hierop te worden afgestemd en de voedingstherapie wordt in overleg met de patiënt bepaald.

5.4.5 Anorexie-cachexiesyndroom

Het anorexie-cachexiesyndroom is een multifactorieel syndroom als gevolg van ziekte, dat wordt gekenmerkt door voortschrijdend verlies van spiermassa, die niet volledig kan worden behandeld door gebruikelijke voedingsinterventie en die leidt tot progressieve functionele beperkingen.

Cachexie is een sterk verslechterde lichaamsgesteldheid met gewichtsverlies, spieratrofie, anemie en algemene zwakte ten gevolge van chronische ziekte. Het karakteriseert zich door anorexie, smaakverandering, snelle verzadiging, vermoeidheid en algehele malaise. De metabole veranderingen en anorexie worden veroorzaakt door de aanmaak van cytokinen. Cytokinen zijn hormoonachtige eiwitten en peptiden die in verhoogde mate worden afgegeven als immunologische reactie van het lichaam op een tumor. Hoge concentraties zijn in staat het verzadigingsgevoel te stimuleren en het hongergevoel te remmen, wat van negatieve invloed kan zijn op de voedselinname. Vooral wanneer het ziekteproces voortschrijdt en er geen mogelijkheden (meer) zijn om de tumor te verkleinen, gaat de metabole ontregeling overheersen waardoor de eetlust en de voedselinname verminderen en de vetmassa en de vetvrije massa zullen afnemen.

Vooralsnog is er geen adequate behandeling van kankercachexie. Hoewel verhoging van de inname aan energie en voedingsstoffen het gewichtsverlies kan afremmen, zal het niet altijd leiden tot remming van de spierafbraak en de cachexie.

Eerder werd verondersteld dat eicosapenteenzuur (EPA), vanwege de anti-inflammatoire werking, een positief effect zou kunnen hebben op het kanker-cachexiesyndroom. Deze effecten worden niet bevestigd door recente studies. Derhalve wordt het gebruik van EPA bij de behandeling van het anorexie-cachexiesyndroom niet geadviseerd.

Het anorexie-cachexiesyndroom wordt bij patiënten met een pancreascarcinoom al in een vroeg stadium gezien.

Bij kanker komt zowel ondervoeding op basis van onvoldoende inname voor als ook ondervoeding door inflammatie en metabole ontregeling. Bij pancreastumoren heeft metabole ontregeling de overhand.

Bij het stellen van de diagnose pancreascarcinoom wordt bij een derde van de patiënten een gewichtsverlies van meer dan 10 % gezien. Bij meer dan 80 % is er sprake van enig gewichtsverlies en ontwikkelt de patiënt in de loop van het ziekteproces kankercachexie.

Voorafgaand aan de diagnose hebben veel patiënten al last van misselijkheid, braken, anorexie, snelle verzadiging, diarree, obstipatie en buikpijn. Ook kan er sprake zijn van een exocriene pancreasinsufficiëntie die mede oorzaak kan zijn van genoemde klachten.

Kankercachexie heeft een negatieve invloed op de kwaliteit van leven en leidt tot een lagere respons op de behandelingen en meer complicaties bij operaties en chemotherapie. Patiënten met een stabiel gewicht en een gunstige lichaamssamenstelling hebben een betere prognose. In de praktijk wordt wel verondersteld dat voeding de tumor zou doen groeien. Deze theorie wordt niet ondersteund door literatuur. Er is geen reden tot terughoudendheid voor het goed voeden van de patiënt.

Er is onderzoek gedaan naar het effect van verschillende medicamenten bij de behandeling van anorexie en gewichtsverlies bij patiënten met kanker. Er is voldoende bewijs om patiënten met een vergevorderd stadium van kanker met een levensverwachting van meer 2–3 maanden te behandelen met progestativa. Dit leidt tot toename van eetlust, toename van gewicht dan wel vermindering van gewichtsverlies. Het effect treedt binnen enkele weken op. Er worden geen effecten beschreven op de kwaliteit van leven. Hoewel het niet is onderbouwd, lijkt het zinvol om behandeling met progestativa te combineren met een energie- en eiwitverrijkte voeding.

Bij patiënten met een korte levensverwachting kunnen corticosteroïden worden overwogen. Gebruik hiervan voor langere tijd is ongewenst, gezien de mogelijke bijwerkingen. Corticosteroïden leiden tot een kortdurende toename van eetlust (4–8 weken) en een toename van welbevinden en kwaliteit van leven.

5.4.6 Energiebehoefte en eiwitbehoefte

Afhankelijk van het stadium van de ziekte, het doel van de behandeling en de wens van de patiënt, kan worden gestreefd naar een zo optimaal mogelijke voedingsinname, dan wel gekozen worden voor het accepteren van de haalbare inname. Indien het doel van de voedingsbehandeling een zo optimaal mogelijke voeding is, zal veelal gebruik moeten worden gemaakt van dieetpreparaten.

Er is geen literatuur die een specifiek advies geeft over de energie- en eiwitbehoefte bij patiënten met een pancreastumor. Ten aanzien van de energiebehoefte is aangetoond dat patiënten met een pancreascarcinoom met gewichtsverlies of ondergewicht een verhoogde behoefte hebben als gevolg van een stijging van het rustmetabolisme. De ruststofwisseling kan worden gemeten met behulp van de indirecte calorimetrie of worden geschat met behulp van de Harris & Benedict-formule. De schatting van de individuele energiebehoefte met de Harris & Benedict-formule kan aanzienlijke afwijkingen geven ten opzichte van indirecte calorimetrie. Daarbij kan sprake zijn van zowel over- als onderschatting van de ruststofwisseling. Om deze reden dient het gewichtsverloop te worden vervolgd en wanneer er sprake is van gewichtsverlies, zal het advies bijgesteld moeten worden om zo goed mogelijk aan de behoefte aan energie te voldoen.

Ook voor de eiwitbehoefte ontbreken eenduidige aanbevelingen. Bij patiënten met kanker wordt een inname van minimaal 1 gram eiwit per kg lichaamsgewicht nagestreefd. Afhankelijk van het stadium van de ziekte, behandeling, verliezen door drains en fysieke activiteit en training loopt de behoefte op tot minimaal 1,2–1,5 gram eiwit per kg lichaamsgewicht. Er moet een goede balans zijn tussen de aangeboden hoeveelheid energie en eiwit om te voorkomen dat de eiwitten als brandstof worden gebruikt in plaats van voor de opbouw van spiermassa.

5.4.7   Palliatieve fase

In de palliatieve fase vinden zonodig symptomatische behandelingen plaats (zoals benoemd in par. 5.4.4) gericht op de kwaliteit van leven. Hoewel het handhaven of verbeteren van de voedingstoestand geen doel meer is, speelt voedingsondersteuning nog wel een belangrijke rol. Bij het geven van het voedingsadvies dient rekening gehouden te worden met het stadium van de ziekte, de prognose, de behandeldoelen en de wens van de patiënt. De diëtist speelt hierbij een centrale rol en zal samen met de patiënt en de behandelaar komen tot een individueel voedingsadvies. Evaluatie door middel van het wegen of berekenen van de voedingsbehoefte en voedingsinname hebben in deze ziektefase geen meerwaarde.

Het doel van de diverse voedingsinterventies moet samen met de patiënt worden besproken en worden vastgesteld. Het starten met sondevoeding dient een weloverwogen keuze te zijn. Het moment van stoppen met sondevoeding in de terminale fase kan een beladen en emotioneel zware keuze zijn en wordt anders ervaren dan het natuurlijk minderen van de orale voedingsinname.

In de terminale fase gelden geen specifieke voedingsadviezen. In deze fase staat comfort en de wens van de patiënt voorop.

Onafhankelijk van het stadium van de ziekte waarin de patiënt verkeert, kan goede voedingszorg in zijn algemeenheid een bijdrage leveren aan de kwaliteit van leven.

Uitgebreide informatie over voeding bij kanker is te lezen in hoofdstuk 'Voeding bij oncologische aandoeningen' door N. Doornink.

Geraadpleegde literatuur

Al-Omran, M., Albalawi, Z. H., Tashkandi, M. F., & Al-Ansary, L. A. (2010). Enteral versus parenteral nutrition for acute pancreatitis. *Cochrane Database Systematic Review, 1.*

Arends, J., Bachmann, P., Baracos, V., Barthelemy, N., Bertz, H., et al. (2016). ESPEN guidelines on nutrition in cancer patients. *Clinical Nutrition,* 1–38.

Bakker, O. J., Brunschot, S. van, Santvoort, H. C. van, et al. (2014). Early versus on-demand nasoenteric tube feeding in acute pancreatitis. *New England Journal of Medicine, 371,* 1983–1993.

Barber, M. D., Ross, J. A., Voss, A. C., Tisdale, M. J., & Fearon, K. C. (1999). The effect of an oral nutritional supplement enriched with fish oil on weight-loss in patients with pancreatic cancer. *British Journal of Cancer, 81*(1), 80–86.

Bartel, M. J., Asbun, H., Stauffer, J., Raimondo, M. (2015). Pancreatic exocrine insufficiency in pancreatic cancer: A review of the literature. *Digestive and Liver Disease,* 1013–1020.

Besselink, M. G., Santvoort, H. C. van, Buskens, E., et al. (2008). Probiotic prophylaxis in predicted severe acute pancreatitis: a randomised, double-blind, placebo-controlled trial. *Lancet, 371,* 651–659.

Chang, Y., Fu, H., Xiao, Y., & Liu, J. (2013). Nasogastric or nasojejunal feeding in predicted severe acute pancreatitis: A meta-analysis. *Critical Care, 17*(3), R118.

Costa, D. W. da, Dijksman, L. M., Bouwense, S. A., Schepers, N. J., Besselink, M. G., Santvoort, H. C. van, et al. (2016). Cost-effectiveness of same-admission versus interval cholecystectomy after mild gallstone pancreatitis in the PONCHO trial. *British Journal of Surgery, 103*(12), 1695–1703.

Davidson, W., Ash, S., Capra, S., & Bauer, J. (2005). Cancer cachexia study group: Weight stabilisation is associated with improved survival duration and quality of life in unresectable pancreatic cancer. *Clinical Nutrition, 23,* 239–247.

Deirdre, M. N., Enda, G. K., Clarke, M., & Ridgway, P. (2014). Nasogastric nutrition is efficacious in severe acute pancreatitus: A systematic review and meta-analysis. *British Journal of Nutrition, 112,* 1769–1778.

Dickerson, R. N., Vehe, K. L., Mullen, J. L., & Feurer, I. D. (1991). Resting energy expenditure in patients with pancreatitis. *Critical Care Medicine, 19,* 484–490.

Dijk, A. M., Hallensleben, N. D. L., Santvoort, H. C. van, Fockens, P., Goor, H. van, Bruno, M. J., et al. (2017). Acute pancreatitis: Recent advances through randomised trials. *Gut, 0,* 1–9.

Eckerwall, G. E., Tingstedt, B. B. Å., Bergenzaun, P. E., & Andersson, R. G. (2007). Immediate oral feeding in patients with mild acute pancreatitis is safe and may accelerate recovery – A randomized clinical study. *Clinical Nutrition, 26,* 758–763.

Forsmark, C. E., Swaroop Vege, S. M. D., & Wilcox, C. M. (2016). Acute pancreatitis. *The New England Journal of Medicine, 375*(20), 1972–1981.

Gartner, S., Kruger, J., Aghdassi, A. A., Steveling, A., Simon, P., Lerch, M. M., et al. (2015). Nutrition in pancreatic cancer: A review. *Gastro Intestinal Tumors,* 195–202.

IAP/APA evidence-based guidelines for the management of acute pancreatitis (2013). Working Group IAP/APA Acute Pancreatitis Guidelines. *Pancreatology, 13*, e1ee15.

Jacobson, B. C., Vander Vliet, M. B., Hughes, M. D., Maurer, R., McManus, K., & Banks, P. A. (2007). A prospective, randomized trial of clear liquids versus low-fat solid diet as the initial meal in mild acute pancreatitis. *Clinical Gastroenterology and Hepatology, 5*(8), 946–951.

Jiang, K., Chen, X. Z., Xia, Q., Tang, W. F., & Wang, L. (2007). Early nasogastric enteral nutrition for severe acute pancreatitis: A systematic review. *World Journal of Gastroenterology, 13*(39), 5253–5260.

Kopp Lugi, A., Carli, F., & Wykes, L. (2007). The importance of nutrition status assessment: The case of severe acute pancreatitis. *Nutrition reviews, 65*(7), 329–334.

Kruizenga, H., & Wierdsma, N. (2014). *Zakboek diëtetiek.* Amsterdam: VU University Press.

Li, J. Y., Yu, T., Chen, G. C., et al. (2013). Enteral nutrition within 48 hours of admission improves clinical outcomes of acute pancreatitis by reducing complications: A meta-analysis. *PLoS One, 8.*

Lodewijkx, P. J., Besselink, M. G., Witteman, B. J., Schepers, N. J., Gooszen, H. G., Santvoort, H. C. van, et al. (2016). Nutrition in acute pancreatitis: A critical review. *Expert Review of Gastroenterology & Hepatology, 10*(5), 571–580.

Löhr, J. M., Dominguez-Munoz, E., Rosendahl, J., Besselink, M., Mayerle, J., Lerch, M. M., et al. (2017). United European gastroenterology evidence-based guidelines for the diagnosis and therapy of chronic pancreatitis (HaPanEU). *United European Gastroenterology Journal, 5*(2), 153–199.

Majumder, S., & Chari, S. (2016). Chronic pancreatitis. *Lancet, 387,* 1957–1966.

Marik, P. E., & Zaloga, G. P. (2004). Meta-analysis of parenteral nutrition versus enteral nutrition in patients with acute pancreatitis. *BMJ, 328*(7453), 1407.

McClave, S. A., Chang, W. K., Dhaliwal, R., & Heyland, D. K. (2006). Nutrition support in acute pancreatitis: A systematic review of the literature. *Journal of Parenteral and Enteral Nutrition, 30*(2), 143–156.

McClave, S. A., & Heyland, D. K. (2009). The physiologic response and associated clinical benefits from provision of early enteral nutrition. *Nutrition in Clinical Practice, 24,* 305–315.

Meier, R., Beglinger, C., Layer, P., Gullo, L., Keim, V., Laugier, R., et al. (2002). ESPEN guidelines on nutrition in acute pancreatitis. *Clinical Nutrition, 21*(2), 173–183.

Meier, R., Ockenga, J., Pertkiewicz, M., Pap, A., Milinic, N., MacFie, J., et al. (2006). ESPEN guidelines on enteral nutrition: Pancreas. *Clinical Nutrition, 25,* 275–284.

Mirtallo, J. M., Forbes, A., McClave, S. A., Jensen, G. L., Waitzberg, D. L., & Davies, A. R. (2012). International consensus guideline committee pancreatitis task force international consensus guidelines for nutrition therapy in pancreatitis. *Journal of Parenteral and Enteral Nutrition, 36,* 284–291.

Moses, A. W. G., Slater, C., Preston, T., Barber, M. D., & Fearon, K. C. H. (2004). Reduced total energy expenditure and physical activity in cachectic patients with pancreatic cancer can be modulated by an energy and protein dense oral supplement enriched with n-3 fatty acids. *British Journal of Cancer, 90,* 996–1002.

Oláh, A., & Romics, L., Jr. (2014). Enteral nutrition in acute pancreatitis: A review of the current evidence. *World Journal of Gastroenterology, 20*(43), 16123–16131.

Oncoline (2011). *Pancreascarcinoom. Landelijke richtlijn, versie: 2.0. Landelijke werkgroep gastro-intestinale tumoren. Integraal kankercentrum Nederland.*

Oncoline (2012). *Ondervoeding. Landelijke richtlijn, versie: 1.0. Landelijke werkgroep diëtisten oncologie. Integraal kankercentrum Nederland.*

Oncoline (2014). *Anorexie en gewichtsverlies. Landelijke richtlijn, versie: 3.0. Richtlijnwerkgroep anorexie en gewichtsverlies. Integraal kankercentrum Nederland.*

Oncoline (2017a). *Pancreaskanker. Landelijke richtlijn, versie: 3.0. Landelijke werkgroep diëtisten oncologie. Integraal kankercentrum Nederland.*

Oncoline (2017b). *Algemene voedings- en dieetbehandeling. Landelijke richtlijn, versie: 3.0. Landelijke werkgroep diëtisten oncologie. Integraal kankercentrum Nederland.*

Rasmussen, H. H., Irtun, O., Olesen, S. S., Drewes, A. M., & Holst, M. (2013). Nutrition in chronic pancreatitis. *World Journal of Gastroenterology, 19*(42), 7267–7275.

Robin, A. P., Campbell, R., Palani, C. K., Liu, K., Donahue, P. E., & Nyhus, L. M. (1990). Total parenteral nutrition during acute pancreatitis: Clinical experience with 156 patients. *Word Journal Surgery, 14,* 572–579.

Rodrigo, L. (2012). *Acute pancreatitis.* InTechOpen.

Sabater, L., Ausania, F., Bakker, O. J., Boadas, J., Dominguez–Munoz, J. E., Falconi, M., et al. (2016). Evidence based guidelines for the management of exocrine pancreatic insufficiency after pancreatic surgey. *Annals of Surgery, 264*(6), 949–958.

Spanier, B. W. M., Dijkgraaf, M. G. W., & Bruno, M. J. (2008a). Epidemiology, aetiology and outcome of acute and chronic pancreatitis: An update. *Best Practice & Research Clinical Gastroenterology, 22*(1), 45–63.

Spanier, B. W. M., Mathus-Vliegen, E. M. H., Tuynman, H. A. R. E., Hulst, R. W. M. van der, Dijkgraaf, M. G. W., & Bruno, M. J. (2008b). Nutritional management of patients with acute pancreatitis; a Dutch observational multicenter study. *Alimentary Pharmacology & Therapeutics, 28*(9), 1159–1165.

Spanier, B. W. M., Nio, Y., Hulst, R. W. van der, Tuynman, H. A., Dijkgraaf, M. G., & Bruno, M. J. (2010). Practice and yield of early CT scan in acute pancreatitis: A Dutch observational. Multicenter Study. *Pancreatology, 10,* 222–228.

Vashi, P., Popiel, B., Lammersfeld, C., & Gupta, D. (2015). Outcomes of systematic nutritional assessment and medical nutrition therapy in pancreatic cancer. *Pancreas, 44*(5), 750–755.

Vogel, J., Beijer, S., Delsink, P., Doornink, N., Have, H. ten, & Lieshout, R. van (2016). *Handboek voeding bij kanker* (2e druk). Utrecht: De Tijdstroom Utrecht.

Vujasinovic, M., Valente, R., Chiaro, M. del, Permert, J., & Lohr, J. M. (2017). Pancreatic insufficiency in pancreatic cancer. *Nutrients, 23*(9), 183.

Weijs, P. J. M., Kruizenga, H. M., Dijk, A. E. van, Meij, B. S. van der, Langius, J. A. E., Knol, D. L., et al. (2008). Validitions of predictive equations for resting energy expenditure in adult outpatients and inpatients. *Clinical Nutrition, 27,* 150–157.

Weijs, P. J. M., & Kruizenga, H. M. (2009). Wat is de energiebehoefte van mijn patiënt? *Nederlands tijdschrift voor Voeding & Diëtetiek, 64*(5), S1–S7.

Zhu, Y., Yin, H., Zhang, R., Ye, X., & Wei, J. (2016). Nasogastric nutrition versus nasojejunal nutrition in patients with severe acute pancreatitis: A meta-analysis of randomized controlled trials. *Gastroenterology Research and Practice, 6430632,* 1–8.